Marie-France Esperce

Bruno Gröning, guérisseur allemand

La Guérison par voie spirituelle

Edilivre

Introduction

Avec l'éveil de la médecine holistique se développe actuellement un intérêt particulier pour la possibilité de « guérison par voie spirituelle » ou « guérison psycho-spirituelle » A ce sujet un nom émerge : celui de Bruno Gröning, guérisseur allemand (1906-1959).

Dans un article du magazine « Biocontact » intitulé : « Le pouvoir de la foi : la clé pour la santé de demain ? », il est précisé en introduction : « *Un groupe de médecins étudie de manière scientifique des guérisons intervenues par voie spirituelle et enregistre de multiples témoignages* »[1]

Nous découvrons alors un homme : Bruno Gröning qui devint célèbre en 1949 après avoir guéri un garçon de neuf ans qui souffrait depuis des années

---

[1] M. Bernard Grandpair, responsable en France du « Cercle des Amis de Bruno Gröning », magazine « Biocontact », n° 122, Février 2003, p. 28

d'une dystrophie musculaire. Dès lors, on entendit parler d'innombrables guérisons qui eurent lieu grâce à ses conférences en Allemagne et en Autriche, même des guérisons de maladies classées comme « incurables » par le corps médical.

Dans cette Allemagne du milieu du vingtième siècle, profondément meurtrie par les guerres, Bruno Gröning a eu une parole qui a trouvé un écho important. Ce phénomène de société nous a paru suffisamment intéressant pour que nous nous interrogions sur le discours véhiculé par cet homme.

Il parlait d'une force spirituelle curative : « le courant guérisseur »[2] qu'il ne faisait que transmettre et que les peuples anciens savaient déjà capter, mais dont l'homme moderne se serait coupé en ne vivant plus en harmonie avec la nature.

Cette force, bien connue des grands Initiés et des Sages, qu'ils soient indo-européens et la nomment « prana » ou asiatiques et l'appellent le « qi » ou « chi », relierait l'âme et le corps et permettrait à l'esprit de dominer la matière. « Atman » en hébreu : le souffle, l'influx vital, le Dieu intérieur… l'inspiration. Ainsi « inspirer » signifiant « reprendre son souffle » est aussi synonyme d'illumination, d'influence et de créativité. « Ruha » en hébreu, à travers la « roue » de la respiration, évoque le calme

---

[2] der « Heilstrom »

qui permet de percevoir le souffle, l'esprit. Le souffle peut donc élever aussi bien l'esprit que la cage thoracique… Cet élément, immédiatement à notre portée, serait-il donc capable de nous conduire à cette seigneurie de nous-même que nous recherchons en premier lieu ?

Ce « courant » fut mis scientifiquement en évidence en 1923 par le professeur soviétique Alexander Gurwitsch qui le nomma : « rayonnement cellulaire »[3], c'est-à-dire rayon porteur d'information pour chaque cellule de l'organisme[4]. Cette découverte fut confirmée par le professeur Fritz Albert Popp, biophysicien à l'université de Kaiserslautern qui, en 1975, prouva l'existence d'un rayonnement électro-magnétique sur la longueur d'ondes de la lumière ultraviolette, rayonnement capable de stimuler la croissance cellulaire et de déclencher une guérison[5].

Comment la philosophie de Bruno Gröning, sa découverte – qui n'est jamais que la redécouverte de l'homme avec lui-même et le savoir total qu'il enferme – s'insère-t-elle dans les recherches scientifiques ? Comment cet homme qui suscita des passions et fut excommunié par la Faculté, enseignait-il sa doctrine ? Comment parvint-il, aux points forts

---

[3] « Zellstrahlung »

[4] Alexander Gurwitsch : « Le rayonnement mitogénétique » – « Die mitogenetische Strahlung », Gustav Fischer Verlag, Jena, 1959

[5] Fritz Albert Popp : « Les biophotons » – « Biophotonics », conference, Moscow, 1994

de sa vie, à Herford et à Rosenheim, à galvaniser des foules qui en faisaient leur divinité ? Quels termes portaient le mieux les messages de ses discours et de ses conférences ?

Dans la première partie de notre étude, nous nous pencherons sur le parcours biographique et intellectuel de Bruno Gröning et la façon dont il s'inscrit dans le courant historique et spiritualiste de l'époque.

On peut penser qu'un être est un précurseur. On peut aussi penser que tout précurseur a lui-même quelque devancier qui l'autorise, lequel connut d'autres prédécesseurs.

Les patients sont souvent abattus par les diagnostics d'incurabilité. Selon Bruno Gröning, il n'existe aucune maladie incurable, mais seulement des hommes qui sont encore incapables de s'ouvrir à l'action de l'esprit.

Déjà Paracelse, alchimiste et médecin suisse du seizième siècle, déclarait en son temps que toute maladie pouvait guérir mais pas tout homme[6]. A supposer qu'un être humain ne croie pas en sa guérison et le meilleur des médecins ne pourra rien pour lui.

Bruno Gröning pensait, comme Paracelse, qui, lui-aussi, se rendit célèbre par des guérisons

---

[6] Philipp Theophrast von Hohenheim, qui prit le nom latin de Philippus Theophrastus Paracelsus, alchimiste et médecin suisse (1493-1541)

spectaculaires, telle celle de l'humaniste hollandais Erasme, que la maladie est due à un déséquilibre, à une disharmonie de la « force vitale ». Cette « vis vitalis » qui fut ainsi nommée par Samuel Hahnemann, médecin allemand fondateur de la doctrine homéopathique au début du dix-neuvième siècle[7]. Et son but était de remettre l'homme en harmonie avec son entourage, la nature et le cosmos.

La pensée positive est aussi une composante importante de son enseignement. L'être humain se trouverait dans le champ créé par deux sources de forces : d'un côté les forces négatives qui dégradent et de l'autre les forces positives qui édifient… ces ondes magnétiques mises en évidence scientifiquement par le physicien allemand Albert Einstein en 1905[8].

Alors que des pensées négatives connectent un être humain au potentiel négatif qui lui enlève ses forces et le rend malade, des pensées positives le relient à la bonne source à partir de laquelle coulent en lui des énergies fortifiantes et curatives. Vision du monde dualiste, manichéenne…

La deuxième partie de ce mémoire sera une réflexion sur son œuvre, sa doctrine et ses méthodes, à l'appui des documents concernant ce personnage : des

---

[7] Samuel Hahnemann, médecin allemand (1755 – 1843) qui créa l'homéopathie.

[8] Albert Einstein (1879-1955), appliquant la théorie des quanta à l'énergie rayonnante, aboutit au concept de photons.

journaux, des témoignages, les enregistrements de ses discours, des cassettes, des recueils de chants et de poèmes, des films et aussi des colloques, des congrès et des conférences – en particulier du « Groupe médico-scientifique spécialisé »[9], créé en 1992 par le Docteur Blättner : un rassemblement international de médecins indépendants qui ont pour but d'obtenir une image objective du processus de guérison survenu ; et surtout – illustration de la célèbre phrase de Bruno Gröning : *« La terre menace d'éclater, mais elle n'éclatera pas ; je pose un anneau autour d'elle »* [10] – le « Cercle des Amis de Bruno Gröning »[11], fondé en 1979 par Mme Grete Häusler, une de ses patientes qu'il avait guérie en 1959... Cercle qui a essaimé dans le monde entier[12].

Ce qui nous amènera à esquisser dans une troisième partie le développement possible de son œuvre dans le cadre des avancées de la recherche dans ce domaine particulier de la médecine.

En dehors de sites internet – dont certains contiennent une analyse très critique de sa philosophie, voire même la retranscription d'une enquête sur les sectes analysant les pratiques du « Cercle des Amis de Bruno Gröning » – et de quelques livres écrits à son

---

[9] « Medizinisch – Wissenschaftliche Fachgruppe »

[10] cité dans : « Kompass Sekten und religiöse Weltanschauungen », Dr M. Pöhlmann, März 2005 : *« Die Erde droht zu zerspringen. Ich aber lege einen Ring herum, dann kann sie nicht zerspringen »*

[11] der « Bruno Gröning Freundeskreis »

[12] « Kreise für geistige Lebenshilfe »

sujet et publiés par la maison d'édition : S.a.r.l. Grete Häusler[13], un certain nombre d'auteurs se sont penchés sur ce « phénomène Gröning ».

La nouveauté de ce mémoire sera donc d'éclairer d'une lumière différente le parcours et l'œuvre de cet homme. Car, au delà de témoignages de réussite enregistrés par le « Groupe médico – scientifique spécialisé » et, loin d'adhérer aveuglément à une doctrine, il nous faut essayer de comprendre comment les forces suscitées agissent et surtout de montrer que cet homme n'a rien inventé, comme il le reconnaissait d'ailleurs lui-même : « *Je ne vous dis rien de nouveau. Je vous dis seulement ce qu'aujourd'hui vous ne savez plus* »[14]

Bruno Gröning serait-il simplement venu pour consoler le peuple allemand d'une des guerres les plus dévastatrices ? Aurait-il profité d'un creux de l'histoire pour se faire accueillir comme un Messie ? Les attentes et espoirs de ces groupes et la force positive apportée par les témoignages de réussite ne peuvent-ils pas entraîner un effet placebo ? Les malades ne risquent-ils pas d'abandonner toute mesure thérapeutique et d'être limités dans leur esprit critique et leur libre-arbitre ?

---

[13] « Grete Häusler – GmbH – Verlag »

[14] conférence de Bruno Gröning connue sous le titre : « L'évangéliste » - Vortrag von Bruno Gröning -bekannt unter dem Titel « Der Evangelist » – Pirmasens, 1957, S. 4 : « *Ich sage Ihnen nichts Neues ; ich sage Ihnen nur das, was Sie heute nicht mehr wissen.* »

L'aspect psychologique et suggestif qui peut intervenir dans la guérison est indéniable.

C'était l'avis de Paracelse, que l'on nommait « prince des deux médecines », celle du corps et celle de l'âme, l'un et l'autre s'emboîtant en une symbiose perpétuelle.

L'influence de l'esprit sur l'état de santé d'une personne devient toujours plus évidente grâce aux découvertes de la psychosomatique et d'une nouvelle discipline médicale : la psycho-neuro-immunologie (P.N.I) : entre 1975 et 1984, le docteur américain Robert Ader participe à inventer une nouvelle discipline scientifique. L'objet de cette science est de montrer quels liens existent entre l'activité cérébrale et le système immunitaire[15].

Le « training autogène » (méthode de relaxation fondée sur la suggestion, inventée par Johannes Schultz, psychothérapeute)[16], la sophrologie (technique de relaxation proche de l'hypnose mise au point par le neuropsychiatre colombien Alfonso Caycedo)[17], le « biofeedback » ou « biorétroaction » (thérapie découverte dans les années soixante-dix, qui

---

[15] Robert Ader : « Psychoneuroimmunology » Academic Press, San Diego, USA, 2001

[16] Johannes Schultz : « Das autogene Training. Konzentrative Selbstentspannung, Versuch einer klinisch praktischen Darstellung », Thieme, Stuttgart, 2003

[17] Alfonso Caycedo : « L'aventure de la sophrologie racontée par son fondateur », éditions Le Moustier, 1986

vise à obtenir du sujet le contrôle de lui-même par le conditionnement des fonctions physiologiques involontaires)[18], sont des pratiques déjà très répandues.

Les signes avant-coureurs d'une époque nouvelle qui réclame une autre façon de penser apparaissent de plus en plus clairement, la forme de pensée « verticale » ou spirituelle ne s'opposant en rien à la pensée rationnelle ou scientifique « horizontale ».

Bruno Gröning n'a jamais prétendu détenir la vérité. Pourtant des milliers de personnes affluaient vers lui. On l'appelait le « docteur miracle »[19]. Mais il répétait sans cesse qu'il ne faisait que transmettre la « force curative ». Il disait : « *Ne soyez pas crédules, convainquez-vous vous-mêmes* ».[20] Ses guérisons miraculeuses étaient une grâce venant du ciel pour les uns et, pour d'autres, de la charlatanerie. Dans le film « Le phénomène Bruno Gröning » (« Das Phänomen Bruno Gröning »), sorti récemment, un médecin de l'époque déclare : « *Ils sont payés ; ils ne font que simuler la guérison* »[21]

---

[18] Gerhard H. Eggetsberger, directeur du laboratoire de recherche en biofeedback de Vienne : « Biofeedback – Heilung durch Körpersignale », Verlag Perlen Reihe, Wien, 1994

[19] der « Wunderdoktor »

[20] Extrait des "Maximes" de Bruno Gröning – « Lebensweisheiten Bruno Grönings » (Auszug), www.bruno – groening.org : « *Seien Sie bitte nicht leichtgläubig, überzeugen Sie sich selbst!* »

[21] scénario du film :« Le phénomène Bruno Gröning », p. 5, scène 4, cabinet du médecin – Film :« Das Phänomen Bruno Gröning »

Bien qu'il ait toujours refusé de tirer partie de son activité, la justice lui reprocha d'avoir enfreint la loi des guérisseurs (« Heilpraktiker »). Au tribunal de Bavière, à Munich, en 1959, quatre jours avant sa mort, il déclara : « *Je continuerai à aider. Je ne serai pas mort et, quand on m'appellera, je viendrai...* » [22] Il est décédé à cinquante trois ans sans avoir pu s'aider lui-même, diront ses détracteurs...

Ce personnage charismatique a mis le doigt sur une vibration profonde et ancienne que la plupart d'entre nous ont oubliée. Comme dans les traditions du yoga, de la méditation et de toutes les méthodes de relaxation, la première étape consiste à tourner son attention vers l'intérieur de soi-même.

Il nous remet en mémoire ce qu'est le rythme inné et instinctif et nous montre comment le raviver dans notre propre corps pour reconquérir la force, l'énergie et l'esprit qui ont toujours été l'apanage de l'homme.

On ne peut séparer l'âme et le corps : ils sont indissociables et chacun peut se « reconnecter » à son être intérieur pour trouver son chemin. Pour les médecins orientaux, il n'y a pas de différence entre les

---

Drehbuch, S. 5, 4. Szene – Arztpraxis : « *Die werden bezahlt. Die spielen doch nur die Geheilten* »

[22] cité dans « B. Gröning – ses guérisons spectaculaires et sa fin tragique » – « B. Gröning – seine aufsehenerregenden Heilungen und sein tragisches Ende », Prof. Dr. Schiebeler, S. 28 : « *Ich werde nicht tot sein. Und wenn man mich dann ruft, komme ich und helfe weiter.* »

symptômes physiques et les symptômes émotionnels : le corps et le cœur – « cor » en latin – même phonème… Ce sont simplement deux aspects d'un déséquilibre sous-jacent dans la circulation de l'énergie.

Ancrés depuis toujours dans la tradition cartésienne qui établit une distinction très nette entre le « mental » et le « physique », nous ne sommes peut-être pas encore prêts à imaginer une énergie régulatrice qui affecterait à la fois ces deux sphères, surtout si on ne peut pas la mesurer !…

Pourtant, plus la science progresse, plus elle donne raison à la nature. Les thérapies « naturelles » ne sont-elles pas en plein essor ?

Les avancées juridiques pour donner une existence légale au « Cercle des Amis de Bruno Gröning » (déjà obtenue en Allemagne), les conférences par téléphone, la « conversation internet » et la « circulaire mondiale newsletter » prouvent l'intérêt croissant pour cette forme de relation d'aide. Bruno Gröning disait : « *A mon avis, la science moderne devrait vivement s'intéresser à mon existence, ne serait-ce que pour une seule raison : mon action peut inciter la recherche à faire face aux tâches de demain.* »[23]

---

[23] cité dans : « B. Gröning – seine aufsehenerregenden Heilungen », Prof. Dr. Schiebeler, S. 18 : « *Für mein Sein müßte sich m.E. die Wissenschaft von heute sehr interessieren, allein schon deshalb, da mein Tun eine Anregung zur Forschung gibt, und zwar für eine Aufgabe von morgen.* »

Alors, Bruno Gröning, un charlatan… ou un pont vers notre être intérieur, un « coach » qui nous aide à trouver les solutions qui sont en nous ?…

Première partie

Le parcours biographique et intellectuel de Bruno Gröning

De Grönkowski à Gröning

Selon le curriculum vitae (« Lebenslauf ») qu'il signa le 27 Décembre 1956 à Plochingen am Neckar, Bruno, quatrième de sept enfants du couple August et Margarete Gröning (Grönkowski), est né le 30 Mai 1906 à Danzig-Oliva, dans une grande maison grise de la Ludolfingerstraße. Son père était contremaître – maçon.

Sa mère fut étonnée de la façon dont Bruno vint au monde, ainsi que le raconte le journaliste Heinz Bongartz dans le journal « Revue », sous la rubrique : « Le récit authentique de la vie de Gröning » : « *Bruno était le quatrième enfant du contremaître – maçon. Sa mère avait toujours vécu des accouchements difficiles. Mais Bruno vint au monde si facilement qu'elle alla, quelques heures plus tard, annoncer elle-même à son mari, qui participait à un exercice des pompiers bénévoles, la naissance de son fils.* »[24]

---

[24] « Der authentische Bericht über Grönings Leben », Journal « Revue »

Le journaliste poursuit : « *Le vieux Grönkowski était un homme droit et bourru. En tant que contremaître-maçon, il conduisait de grands chantiers et aimait boire, comme la plupart des hommes du métier. Il était fort, robuste, mais il craignait son plus jeune enfant. Dans la chambre où se trouvait Bruno, on entendait des voix fortes chaque fois que le vieux Grönkowski rentrait à la maison énervé et injuriait sa femme ou ses enfants. Ces voix étranges sommaient le vieil homme de se calmer et de faire la paix. La mère était une catholique très pieuse. Le phénomène inquiétant des voix la poursuivait et elle n'était rassurée qu'après avoir aspergé le logement d'eau bénite.* »[25]

Nr 28, 21 August 1949, S. 11 :
« *Bruno war das vierte Kind des Maurerpoliers. Seine Mutter hatte immer schwere Geburten gehabt. Aber Bruno kam so merkwürdig leicht zur Welt, daß die Mutter bereits wenige Stunden später den erstaunten Vater bei einer nächtlichen Übung der Freiwilligen Feuerwehr aufsuchte und ihm von der Geburt des Sohnes berichtete.* »

[25] ibid : « *Der alte Grönkowski war ein gerader, rauher Mann. Er führte als Maurerpolier große Bauten aus und trank gern wie die meisten seines Berufes. Er war stark und robust aber er fürchtete sich vor seinem jüngsten Kind. In dem Zimmer, in dem Bruno lag, hörte man jedes Mal laute Stimmen, wenn der alte Grönkowski gereizt von der Arbeit nach Hause kam und mit seiner Frau oder den größeren Kindern schimpfte. Diese geheimnisvollen Stimmen riefen, der Alte möge ruhig sein und Frieden halten. Die Mutter war eine fromme Katholikin. Das unheimliche Erlebnis der Stimmen verfolgte sie. Sie suchte sich damit zu helfen, daß sie Weihwasser in der ganzen Wohnung aussprengte* »

Un être étrange

Titre d'un autre article de Heinz Bongartz dans la même édition, « Enfant, c'était déjà un être étrange » :

« Alors qu'il n'était encore qu'un enfant qui pouvait à peine parler, il fit l'apprentissage de la solitude. Il sortait de la maison pour aller jouer dans le voisinage avec les animaux domestiques qui lui semblaient plus proches de lui que ses frères et sœurs. Quand il put mieux marcher, il découvrit la grande forêt qui se trouvait à proximité des immeubles. Il y plongeait comme dans un monde immense et mystérieux. Il y a une chose que sa mère lui avait apprise : prier ! Et il emporta avec lui dans la forêt, qui était devenue son monde, la foi simple et enfantine en la Sainte Mère de Dieu et en la création. On le trouvait parfois au cimetière, où il priait, tout seul. »[26]

La nature

… « *Parfois on le voyait sous un buisson, en train d'observer soigneusement les herbes et les feuilles. Il avait aussi acquis une relation particulièrement étroite*

---

[26] « *Schon als Kind ein Sonderling* », Revue Nr 28, 21. August 1949, S.11 : *« Er lernte schon als Kind, das kaum sprechen konnte, die Einsamkeit. Er lief von Hause fort und spielte in der Nachbarschaft mit den Haustieren, die ihm näher zu stehen schienen als seine Geschwister. Als er besser laufen konnte, entdeckte er den großen Wald, der in der Nähe der Mietskaserne lag. Er tauchte in ihm unter wie in einer riesigen, geheimnisvollen Welt. Eines hatte ihn seine Mutter gelehrt : beten! Und den einfachen, kindlichen Glauben an die Heilige Mutter Gottes und an die Schöpfung nahm er mit in den Wald, der zu seiner Welt wurde […] Man fand ihn zuweilen auf dem Friedhof, völlig allein. Manchmal sah man ihn dort beten. »*

avec les écureuils et d'autres animaux. »[27]

« Une fois, un homme l'observa en train de marcher, perdu dans ses pensées, derrière un chien boîteux. Il jouait avec l'animal. Il le caressait. Puis, sur ses petites jambes, il revint auprès de l'animal et le regarda fixement. Cela se produisit plusieurs fois, plusieurs jours de suite et, à la fin, le chien ne boîtait plus. »[28]

« Beaucoup d'animaux le suivaient. C'était comme s'il pouvait leur imposer sa volonté. »[29]

Bruno Gröning raconte lui-même dans un texte qu'il écrivit en 1949 : *« Je compris alors que les animaux restaient là, eux aussi, dans la forêt, à cause de la méchanceté des êtres humains. Et, très vite, je m'y sentis en sécurité, bien plus qu'à la maison près de mes parents, car ici, je n'étais pas aussi seul. Les animaux perdirent bientôt toute crainte à mon égard ; ils devinrent très confiants : ils venaient à moi et se laissaient caresser. Je parlais à tous les animaux. Bref,*

---

[27] ibid : « *Manchmal sahen ihn Bekannte unter einem Strauch liegen und sorgfältig Gräser und Blätter beobachten. Gelegentlich sahen sie auch, daß er ein merkwürdig enges Verhältnis zu Eichhörnchen und anderen Tieren gewonnen hatte […]* »

[28] ibid : « *Einmal beobachtete ihn ein Mann, wie er versonnen hinter einem lahmenden Hunde herging. Er spielte mit dem Tier. Er streichelte es. Dann ging er mit seinen kurzen Beinchen wieder neben dem Tier her und sah es unentwegt an. Das geschah mehrere Male. Es geschah an mehreren Tagen und schließlich lahmte der Hund nicht mehr.* »

[29] Revue Nr 28, 21.8.1949, S. 11 :

« *Viele Tiere folgten ihm. Es war, als ob er ihnen seinen Willen aufzwingen könnte* »

nous nous entendions très bien, ils m'accompagnaient à travers la forêt et nous devinment de très grands amis. »[30]

Mais c'est aussi à cette époque qu'il apprit ce qu'était la souffrance : « *C'est ainsi que je passai quelques jours et quelques nuits dans la forêt, jusqu'au moment où l'on vint me chercher pour me raccompagner chez mes parents. Et là, je fus violemment battu, puis enfermé dans une pièce. Je n'ai jamais pu pleurer à cause des coups, car je n'en ressentais pas la douleur, bien que mon corps en fut parfois tout bleu et vert.* »[31]

Malgré toute cette méchanceté, il finit par se rapprocher des êtres humains : « *Entre temps, j'eus cette pensée, assez souvent, dans la forêt : les hommes*

---

[30] Texte manuscrit de Bruno Gröning, 1949 – Handschriftlicher Text von Bruno Gröning aus dem Jahre 1949, Freie Arbeitsgemeinschaft Stephanskirchen, Nr. 06/07, S.8 :

« *Darauf wurde mir klar, daß die Tiere sich auch der bösen Menschen wegen hier im Walde aufhalten. Es dauerte nicht lange, und ich fühlte mich geborgen, besser als bei den Eltern zu Hause, denn hier war ich nicht so alleine. Die Tiere haben plötzlich alle Scheu vor mir verloren, wurden sehr zutraulich, kamen zu mir, ließen sich streicheln. Ich sprach zu allen Tieren. Kurz, wir haben uns sehr gut verstanden, sie begleiteten mich durch den Wald, und wir wurden immer größere Freunde* »

[31] ibid : « *So verblieb ich einige Tage und Nächte in dem Wald, bis ich von Menschen aufgegriffen und zu den Eltern gebracht wurde. Hier erhielt ich sehr viel grobe Schläge und wurde zu alledem in einem Zimmer eingesperrt. Der Schläge wegen habe ich niemals weinen können, da ich die Schläge nicht als Schmerz empfand, obwohl der Körper manchmal blau und grün geschlagen wurde.* »

ne sont ils pas aussi tes amis ? Oui, pourquoi faut-il toujours que je m'éloigne d'eux ? Et là, j'eus une nouvelle révélation : les animaux craignent le mal qui est en l'homme, mais moi, je n'ai pas peur, car je suis plus fort que le mal et cela, je veux le montrer à tous les hommes. Bien que mon corps fût encore si petit, je me sentais tout simplement plus fort que tous les hommes. »[32]

Des facultés particulières

Dès l'enfance, le petit Bruno remarqua qu'il avait des facultés particulières à calmer et à soigner les hommes et les animaux : « *Au cours de mon enfance et de ma jeunesse, que je passai dans la maison familiale, je constatai de plus en plus qu'émanaient de moi des facultés particulières me permettant d'exercer une action calmante et curative sur les êtres humains et les animaux.* »[33]

---

[32] Texte manuscrit de Bruno Gröning, 1949 – Handschriftlicher Text von Bruno Gröning aus dem Jahr 1949, Freie Arbeitsgemeinschaft Stephanskirchen, Nr 06/07, S.8 :

« *Zwischendurch erhielt ich öfters den Gedanken im Walde : sind die Menschen nicht auch deine Freunde? Ja, warum laufe ich denn immer von den Menschen? Wieder eine Erkenntnis : die Tiere fürchten das Böse in den Menschen, aber ich fürchte mich nicht, denn ich bin stärker als das Böse; daß ich stärker bin, will ich allen Menschen zeigen. So klein auch noch mein Körper war, aber ich fühlte mich einfach stärker als alle Menschen.* »

[33] Curriculum vitae tapé à la machine par B.Gröning et daté du 27 Décembre 1956 – Lebenslauf, 27. 12. 1956, S.1 : « *Während meiner Kindheit und Jugendzeit, die ich im Elternhaus verbrachte, machte ich mehr und mehr die Feststellung von sonderbaren Fähigkeiten, die – von mir ausgehend – dazu angetan waren, beruhigenden und heilenden*

Des personnes malades étaient libérées de leurs maux et des disputes étaient calmées par quelques mots de lui : « ... *Dès ma plus tendre enfance, ma seule présence pouvait libérer des personnes malades de leurs souffrances et quelques mots de moi apaisaient les enfants comme les adultes qui s'emportaient ou se disputaient.* »[34]

Des animaux réputés agressifs devenaient dociles à son contact : « *J'ai pu aussi constater, quand j'étais enfant, que des animaux que l'on trouvait craintifs ou même méchants, se montraient bienveillants et dociles à mon encontre.* »[35]

« *Et parfois*, selon Heinz Bongartz, *il rendait visite à des voisins, entrait même dans les chambres des malades. Il restait, soucieux, devant les lits, et ne comprenait pas que quelqu'un puisse être malade. Beaucoup de malades racontaient à sa mère qu'ils s'étaient sentis mieux quand le jeune garçon se trouvait près de leur lit.* »[36]

Einfluß auf Menschen und Tiere auszuüben »

[34] ibid. : « *Bereits als Kleinkind wurden in meinem Beisein kranke Menschen von ihren Beschwerden frei und Kinder wie auch Erwachsene wurden bei Aufregung oder Streit durch einige Worte von mir völlig ruhig* »

[35] curriculum vitae – Lebenslauf, 27.12.1956, S.1 : « *Ich habe auch als Kind die Feststellung machen können, daß Tiere, die für gewöhnlich als scheu oder auch als bösartig galten, sich mir gegenüber gutmütig und zahm zeigten* »

[36] Revue Nr 28, 21.August 1949, S.11 : « *Und gelegentlich besuchte er Nachbarn und kam dabei auch in Krankenzimmer. Er stand dann merkwürdig verloren vor den Betten der Kranken. Er verstand nicht, daß jemand krank sein könne, und viele Kranke erzählten seiner Mutter, daß*

A neuf ans, il tomba malade : « *En 1915, il tomba malade. La dysenterie assaillit le jeune garçon à peine âgé de neuf ans. Il maigrit affreusement et eut de la fièvre pendant des semaines. Il avait une peur panique du lit et resta allongé pendant des mois, nu sur le sol. Le docteur Klinge, qui passait chez les Grönkowski, le considéra comme perdu. Il reçut même l'extrême onction. Mais, bien qu'il semblât ne plus rien y avoir d'humain et de terrestre dans ce corps ravagé, il surmonta la maladie et recouvra la santé.* »[37]

Pendant la première guerre mondiale, il faisait l'école buissonnière pour se rendre dans les hôpitaux de Danzig, vers lesquels il se sentait attiré : « *C'était ce même sentiment qui, pendant la première guerre mondiale, m'attirait toujours auprès des blessés des hôpitaux de Dantzig. Je devins très vite un visiteur connu de tous. A l'école, ces "excursions" me furent reprochées. Oui, on me menaçait même, du fait que j'avais fait l'école buissonnière, de me placer dans une maison de redressement.* »[38]

---

sie sich wohler fühlten, wenn der Junge neben ihrem Bett stand. »

[37] ibid. : « *1915 wurde er krank. Die Ruhr überfiel den kaum Neunjährigen. Er magerte entsetzlich ab und lag wochenlang im Fieber. Er litt an einer panischen Angst vor dem Bett und lag schließlich monatelang nackt auf dem Fußboden. Dr Klinge, der gelegentlich zu Grönkowskis kam, hielt ihn für verloren. Er erhielt die letzte Ölung. Aber, obwohl schließlich nichts Menschlich-Irdisches mehr aus dem verzehrten Körper des Jungen zu sein schien, überwand er die Krankheit und wurde gesund.* »

[38] Interview pour le journal « Das Neue Blatt » – Zeitungsinterview für « Das Neue Blatt », 9. Mai 1957 :

Il fonda même, avec quelques camarades, un « cercle de jeunes » pour aider les plus pauvres : « *Tout cela n'a pas inhibé mon désir d'aider. La misère était très grande à Dantzig, au début des années vingt. Avec quelques camarades, j'y ai fondé un « cercle de jeunes » pour aider les plus démunis, en collectant des vêtements, de la nourriture et des dons d'argent* »[39]

Un don de clairvoyance

Il manifesta aussi dès son plus jeune âge un don de clairvoyance : il pressentit l'arrivée de la première guerre mondiale. Il prédit le début et la fin de la seconde guerre mondiale et la mort de sa mère. Plus tard, il annoncera la division de l'Allemagne et tout cela avec une grande précision.

Le journaliste Heinz Bongartz écrit dans un article intitulé « Un don de voyance précoce » du magazine « Revue » : *« C'était l'été 1914, peu de temps avant la première guerre mondiale. Le jeune garçon n'avait*

« Dieses Gefühl war es auch, das mich während des ersten Weltkrieges immer wieder zu den Verwundeten in den Danziger Lazaretten trieb. Ich war bald ein überall bekannter Gast. In der Schule wurden mir diese Ausflüge sehr übel genommen. Ja, man drohte sogar, weil ich dabei mal den Unterricht schwänzte, mich in eine Erziehungsanstalt zu stecken. »

[39] Interview pour le journal « Das Neue Blatt » – Zeitungsinterview für « Das Neue Blatt », 9. Mai 1957 :

« Das alles hat meinen Drang zu helfen nicht gehemmt. Die Not war damals Anfang der zwanziger Jahre in Danzig sehr groß. Mit wenigen Kameraden habe ich da einen Jugendring gegründet, um durch Sammlung von Bekleidungsstücken und Nahrungsmitteln und Geldspenden den Ärmsten zu helfen. »

aucune idée de ce qu'étaient la politique et la guerre [...] Il accomplissait toutes sortes de petits travaux pour les voisins. En échange, il ne voulait pas d'argent mais du pain qu'il faisait sécher dans une remise [...] Certains de ses camarades avaient remarqué son manège et le prenaient, encore plus qu'avant, pour un fou [...] Il avait en quelque sorte pressenti le malheur et la misère qui allaient s'abattre sur eux.

Et quand la guerre éclata et que les tickets de rationnement pour le pain apparurent, il se présenta à sa mère avec ses provisions [...] Il lui dit qu'elle n'avait pas besoin de se faire du souci, qu'il avait prévu ce dont ils auraient besoin. Elle fut effrayée par son propre enfant. »[40]

Bongartz témoigne aussi de sa prédiction de la seconde guerre mondiale : « *Au nombre des choses les plus étranges de la vie de Gröning, il y a sa prédiction, en 1933, du début de la guerre – qui s'est avérée exacte, au jour près. Cette prédiction était plus claire que le*

---

[40] « Frühe Hellsichtigkeit », Revue, 21. August 1949, S.11 :
« *Es war der Sommer 1914 kurz vor dem ersten Weltkrieg. Der Junge hatte keine Ahnung von Politik und vom Kriege [...] Er verrichtete alle möglichen kleinen Arbeiten für Nachbarn. Er ließ sich aber dafür kein Geld geben, sondern Brot. Das Brot trocknete er in der Stille, in einem Schuppen[...] Manche Altersgenossen bemerkten was er tat, und hielten ihn mehr noch als zuvor für einen Narren [...] Er hatte irgendwie das kommende Verhängnis und die kommende Not vorausgefühlt. Und als der Krieg ausgebrochen war, als die Brotkarten auftauchten, erschien er mit seinen Vorräten bei seiner Mutter [...] Er sagte ihr, sie brauche sich keine Sorgen zu machen, er hätte vorgesorgt. Sie erschrak vor ihrem eigenen Kind.* »

vague pressentiment qui l'avait poussé à faire des provisions de pain en 1914. Il prédit aussi le déroulement de la guerre dans ses grands traits. »[41]

Comme l'indique Max Bruhn en 1956 : « *Le début et le déroulement de la guerre se sont passés exactement comme Bruno Gröning l'avait prédit. Il y avait beaucoup de dessins et de descriptions que Bruno Gröning avait donnés à l'époque à son cercle d'amis proches. Malheureusement tous ces documents ont disparu à cause de la guerre.* »[42]

C'est la raison pour laquelle ses relations avec sa famille étaient singulières et tendues.

Il ressentit très vite une envie d'indépendance totale afin d'échapper à cette incompréhension.[43]

Son père l'évitait : c'était pour lui un étranger, comme en témoigne un article de Heinz Bongartz

---

[41] Revue Nr.31, 11. September 1949, S.9 :
« *Zu den merkwürdigsten Dingen in Grönings Lebensgeschichte gehört seine erwiesene Voraussage des Kriegsbeginnes – auf den Tag genau. Diese Voraussage war klarer als etwa das dumpfe Ahnen, das ihn 1914 Brot sammeln ließ. Er sagte auch den Kriegsverlauf in großen Zügen voraus* »

[42] Mensuel « Okkulte Stimme » – Monatschrift « Okkulte Stimme » Nr 1, Januar 1956, S.26 : « *Auch der Beginn und der gesamte Verlauf des Krieges ist haargenau so eingetroffen, wie es uns Bruno Gröning vorausgesagt hatte. Es lagen eine Menge Zeichnungen und Beschreibungen vor, die damals Bruno Gröning seinem engeren Freundeskreis gegeben hat. Infolge der Kriegseinwirkungen sind diese Unterlagen leider alle verlorengegangen.* »

[43] Curriculum vitae – Lebenslauf, 27. Dezember 1956, S.1 : « *Mein Verhältnis zum Elternhaus war daher sonderbar und gespannt. Ich strebte bald nach völliger Selbständigkeit, um aus der Umgebung des "Mißverstandenseins" meiner Familie herauszukommen* »

dans le journal « Revue » : « *Pour ce contremaître maçon, son fils Bruno était un étranger et il n'eut jamais de relations avec cet enfant* »[44]

« *Il se mit à éviter l'appartement. Il ne s'y sentait pas bien et voulait échapper à ce qu'il trouvait étrange* »[45]

Heinz Bongartz poursuit : « *Ses frères et sœurs éprouvaient à son égard le même malaise que le père. Ils s'éloignèrent de lui* »[46]

« *Le jeune garçon apprit la langue simple que l'on parlait dans son environnement, avec des fautes de grammaire dont il ne se débarrassa jamais.* »[47]

Il fréquenta l'école primaire, où, d'après le récit de Bongartz, il posa des énigmes à ses maîtres : « *D'un air absent, il terminait parfois des phrases que le maître n'avait encore écrites qu'à moitié au tableau.* »[48]

Instabilité professionnelle

Puis il fit pendant deux ans et demi un apprentissage commercial. Il dut quitter sa place

---

[44] ibid. : « *Für diesen Maurerpolier war sein Sohn Bruno ein Fremdling, und er gewann nie ein Verhältnis zu seinem Kind.* »

[45] Revue, 28. August 1949, S.11 : « *Er begann die Wohnung zu meiden. Er fühlte sich nicht wohl und wich vor dem Unheimlichen aus* »

[46] ibid : « *Seine Geschwister empfanden ihm gegenüber eine ähnliche Fremdheit wie der Vater.Sie sonderten sich von ihm ab.*

[47] ibid : « *Der Junge lernte die einfache Sprache, die man in seiner Umgebung sprach, mit grammatikalischen Fehlern, die er nie ablegte.* »

[48] ibid : « *Er las manchmal verträumt Sätze zu Ende, die der Lehrer erst halb auf die Tafel geschrieben hatte* »

d'apprenti à la demande de son père qui souhaitait qu'il apprenne le métier de charpentier.

Mais il ne passa pas son examen de fin d'études du fait qu'il régnait à l'époque à Danzig un chômage très important et que l'entreprise dans laquelle il travaillait dut fermer « faute de commandes ».[49]

En 1925, il créa une entreprise de menuiserie, activité qu'il arrêta deux ans plus tard pour travailler comme ouvrier d'usine et employé occasionnel jusqu'en 1943 (dans une chocolaterie, à la poste de Danzig comme porteur de télégrammes et chez Siemens comme monteur).[50]

Heinz Bongartz nous en parle en ces termes dans le paragraphe intitulé : « Instabilité professionnelle » : « *C'était comme si celui qui avait vécu si longtemps dans la solitude voulait soudain connaître le monde qui l'entourait. Il était adroit dans tout ce qu'il entreprenait. Mais il ne trouvait pas de répit. C'est pourquoi il faisait encore une fois sur son entourage une impression étrange.*

---

[49] curriculum vitae – Lebenslauf, 27. Dezember 1956, S.1 : « *Zu einem Abschluß durch eine Prüfung kam es jedoch nicht, da zur damaligen Zeit in Danzig große Arbeitslosigkeit herrschte. Aus diesem Grunde mußte ich meine Lehrstelle aufgeben, denn die Firma, bei der ich lernte, mußte wegen Mangel an Aufträgen schließen.* »

[50] curriculum vitae – Lebenslauf, 27. Dezember 1956, S.1 : « *Im Jahre 1925 gelang es mir, eine Bau – und Möbeltischlerei zu errichten und mich selbständig zu machen. Nach fast zwei Jahren stellte ich diese Tätigkeit ein und schaffte als Fabrik – und Gelegenheitsarbeiter bis zum Jahre 1943. So arbeitete ich in einer Schokoladenfabrik, beim Postamt Danzig, auch als Telegrammbesteller ca. neun Monate und bei der Firma Siemens und Halske als Schwachstrommonteur.* »

Pourtant, tous ces gens devaient reconnaître qu'il faisait preuve d'une habileté inhabituelle et qu'il se montrait même souvent supérieur à des ouvriers chevronnés. Il exprimait ici vraisemblablement cette faculté d'adaptation qui lui était propre. »[51]

Peu de culture littéraire, mais beaucoup d'empathie

Il ne lisait ni livres ni journaux, comme en témoigne son ami Max Bruhn qui partageait son appartement en 1931 à Danzig-Langfuhr (dans une maison de la Ringstraße devenue par la suite Magdeburger Straße) :

« Ce qui m'étonnait le plus chez lui, c'était qu'il renonçât à la lecture des livres et des journaux. Quand parfois je lui disais : « Mais comment sais tu donc que ceci ou cela se trouve dans les journaux ou dans les livres ? » Alors il répondait simplement : « Je sais tout » et c'était vrai. » [52]

---

[51] « Ruhelose Lehrjahre », Revue, 21. August 1949, S.11 : « *Es war, als ob er, der so lange in der Einsamkeit gelebt hatte, plötzlich seine ganze Umwelt kennenlernen wollte. Er war überall geschickt.Aber er fand keine Ruhe. Er wirkte auch jetzt auf seine Umgebung merkwürdig. Aber diese Umgebung mußte anerkennen, daß er auf allen Gebieten ein ganz ungewöhnliches Geschick entfaltete und selbst gelernten Arbeitern oft überlegen war. Wahrscheinlich äußerte sich hier sein besonderes Einfühlungsvermögen.* »

[52] Un article de Max Bruhn dans le journal « Okkulte Stimme » – « Okkulte Stimme », Monatschrift, Nr 1, Januar 1956. Ein Artikel von Max Bruhn : « *Aus Bruno Grönings Jugend* », S.21-22 : « *Besonders auffallend war für mich Bruno Grönings Verzicht auf das Lesen von Büchern, Zeitungen und Zeitschriften. Wenn ich manchmal zu ihm sagte :'Woher weißt du denn, daß das eine oder andere in den Zeitungen*

Heinz Bongartz confirme qu'il était impossible d'avoir une conversation intellectuelle avec Bruno Gröning. Les notions médicales devaient être transposées dans son monde conceptuel personnel, très proche de la nature. Les bibliothèques étaient pour lui un monde complètement étranger. Sa réaction vis-à-vis des livres se traduisait par une lueur de mépris dans ses yeux.[53]

Mais il trouva en lui un véritable ami, plein de compassion : « *Dès le début, j'eus l'impression d'avoir trouvé un homme auquel je pouvais confier tous mes soucis et mes peines. C'était une période difficile pour moi et j'étais souvent au bord du désespoir. C'était toujours Bruno Gröning qui me donnait de nouvelles forces. Souvent nous sommes restés assis ensemble toute la nuit [...] A l'époque, nous parlions déjà de tout ce qui devint réalité dans les années qui suivirent. Et si, à l'époque, je ne comprenais pas tout et le contredisais souvent, il arrivait toujours à me convaincre en me donnant des exemples et des preuves judicieusement choisis. Il était impossible de lui faire perdre son calme.*

---

oder in Büchern steht?' dann antwortete er kurz und schlicht :'Ich weiß alles' – und es stimmte auch. »

[53] Revue Nr 31, 11. September 1949, S. 19 :

« Es ist nicht möglich, mit Gröning irgendein intellektuelles Gespräch zu führen. Man muß zum Beispiel medizinische Begriffe erst in seine Begriffswelt übertragen, die völlig naturnah ist. Er liest nichts. Bücherschränke sind ihm eine völlig fremde Welt, angesichts derer auch das spöttische Licht in seinen Augen auftaucht, das aber hier kaum mehr ist als eine Abwehrreaktion. »

Nous parlions de tout – de mes affaires personnelles comme de sujets ayant trait à la façon de conduire notre vie humaine ou des questions sur ce qui se passait dans le monde. Aujourd'hui je peux le dire : ce que Bruno Gröning m'a dit, il y a presque un quart de siècle, s'est entièrement réalisé. »[54]

Il n'eut aucune affinité avec le national-socialisme : « *Je n'eus aucun contact avec le nationalsocialisme. Je fus juste une fois accueilli au NSBO (organisation des cellules d'entreprises nationalsocialistes), mais, à cause de mes opinions, on me renvoya peu de temps après.* »[55]

Ce qui lui importait surtout, c'était de faire des « stages » qui lui permettaient d'observer les

---

[54] ibid : « *Gleich von Anfang an hatte ich das Gefühl, einen Menschen gefunden zu haben, dem ich restlos alle meine Sorgen und Nöte anvertrauen konnte. Es war eine schwere Zeit für mich, und ich war oft nahe am Verzweifeln. Dann war es immer Bruno Gröning, der mir neue Kraft gab. Oft haben wir die ganze Nacht zusammengesessen […] Wir sprachen damals schon über all das, was in späteren Jahren Wirklichkeit wurde. Wenn ich auch damals vieles nicht begriff und oft widersprach – er verstand es immer wieder, mich durch klug gewählte Beispiele und Beweise zu überzeugen. Er war nie aus der Ruhe zu bringen. Wir sprachen über alles – über meine persönlichen Angelegenheiten, über Fragen der menschlichen Lebensführung und über solche des großen Weltgeschehens. Heute kann ich sagen : es ist alles das restlos eingetroffen, was mir damals vor fast einem Vierteljahrhundert von Bruno Gröning gesagt wurde […]*

[55] curriculum vitae – Lebenslauf, 27/12/1956, S.1 : « *Zum Nationalsozialismus hatte ich keine Berührungspunkte. Ich wurde einmal kurz in den NSBO (Nationalsozialistische Betriebszellenorganisation) aufgenommen. Wegen meiner Ansichten wurde ich darauf aber wieder nach kurzer Zeit entlassen* »

connaissances et les capacités de tous les gens qu'il côtoyait, de quelque milieu qu'ils soient et dans toutes les circonstances.

Comme Paracelse qui interrogeait les gens qu'il rencontrait sur son chemin, Bruno Gröning aimait voir comment chacun façonne sa vie[56].

Selon la suite de sa biographie, il ne recherchait pas seulement les plus pauvres parmi les pauvres, mais aussi les plus riches parmi les riches pour savoir comment ils vivaient, mais la vie privée telle qu'on la conçoit habituellement : le cinéma, le restaurant, les parties de cartes, etc… ne l'intéressait pas[57].

Il a rencontré des êtres de la pire espèce dans les années 1949 à 1955 au cours desquelles il fut entouré de gens qui voulaient être ses managers et qui savaient agir de manière si raffinée que les autorités ne pouvaient les confondre et qu'il devait s'en défendre tout seul.[58]

---

[56] ibid : « *Alle diese Arbeiten habe ich mit Interesse verrichtet und besonders lag mir daran, ein Praktikum durchzumachen, wobei ich das Wissen und Können der Menschen in allen Lebenslagen und aller Volksschichten studieren konnte und erfuhr, wie die Menschen ihr Leben gestalteten.* »

[57] ibid., S.2 : « *Ich suchte nicht nur die Ärmsten der Armen, sondern auch die Reichsten der Reichen, um kennenzulernen, wie sie lebten. Ein Privatleben wie man es im gewöhnlichen Sinne versteht : Kinobesuch, Aufsuchen von Wirtshäusern, Kartenspiel usw… interessierten mich nicht.* »

[58] curriculum vitae – Lebenslauf, 27. Dezember 1956, S.2 :
« *In den letzten Jahren habe ich Menschen übelster Sorte angetroffen […]*

Un mariage malheureux

A vingt et un ans, il épousa Gertrud, originaire, elle aussi, de Dantzig.

Bongartz s'exprime à ce sujet : « *Il se maria à vingt et un ans, inexpérimenté, seulement dans le seul but d'avoir un foyer, quel qu'il soit. Il épousa une jeune fille qui n'avait pas de lien intime avec lui mais qui voulait, comme lui, fuir le domicile parental et avoir son indépendance.* »[59]

Bruno Gröning raconte lui-même que la vie conjugale lui était insupportable, car sa femme ne comprenait pas sa façon d'envisager l'existence.[60]

M. Bongartz ajoute *: « Gröning commençait justement dans ces années là à prendre vraiment conscience de son étonnante influence sur les personnes malades. Sa femme considérait ces capacités comme*

Ich denke hierbei an Menschen, die als meine Manager auftraten und von denen ich selbst in den Jahren von 1949 bis 1955 umgeben war [...] Diese Menschensorte hat so raffiniert zu arbeiten gewußt, daß nicht einmal die Behörden die Möglichkeiten hatten noch haben, sie zu überführen und es mir daher alleine überlassen bleibt, mich gegen die Machenschaften dieser Menschen zu schützen und gegen sie vorzugehen. »

[59] Revue Nr 28, 21. August 1949, S.11 :

« Er heiratete unerfahren, einundzwanzigjährig, nur aus dem Drang heraus, irgendein Heim zu bekommen. Er heiratete ein Mädchen, das keine innere Beziehung zu ihm hatte, das aber auch das Elternhaus entfliehen und selbständig werden wollte »

[60] curriculum vitae – Lebenslauf, 27. Dezember 1956, S.2 :

« Das Eheleben mit meiner damaligen Frau war allein schon deshalb für mich untragbar, weil meine Frau meine Lebensgestaltung nicht begreifen konnte. »

des lubies, se moquait de lui, voire même l'insultait, car il n'y avait rien qu'elle ne craignît plus [...] que de se faire remarquer ou d'être ridicule. »[61]

Premières guérisons

Bruno guérit sa sœur Maria d'un cancer du sein. Max Bruhn, son voisin et ami en fut témoin : « *La veille de l'opération, tard dans la soirée, Maria vint chez son frère Bruno, pour lui demander de l'aide. En ma présence, il dit en souriant : je ne trouve plus rien de mauvais dans ta poitrine. Demain, tu pourras aller tranquillement voir tes médecins. Demande leur de refaire un examen approfondi avant l'opération. Ils pourront ainsi vérifier ce que je viens de te dire. Le lendemain, dans l'après-midi, Maria revint voir son frère : elle était rayonnante et lui apporta confirmation de ses prédictions. Les médecins se trouvaient devant une énigme et qualifiaient cette soudaine guérison de "miracle"* »[62]

---

[61] Revue Nr 28, 21. August 1949, S.11 und 12 :
« *Gröning fing gerade in diesen Jahren an, sich seines merkwürdigen Einfluß auf kranke Menschen wirklich bewußt zu werden. Seine Frau hielt diese Fähigkeiten für Schrullen, verlachte oder beschimpfte ihn, weil sie [...] nichts mehr fürchtete, als Aufsehen zu erregen und lächerlich zu werden.* »

[62] « Okkulte Stimme » Nr 2, Februar 1956, ein Artikel von Max Bruhn : « Aus Bruno Grönings Jugend », S. 25 : « *Am Tage vor der Operation kam Maria noch in den späten Abendstunden zu ihrem Bruder Bruno und bat ihm um Hilfe. Er sagte – in meiner Gegenwart – lächelnd : 'Ich finde nichts Böses mehr in deiner Brust. Du kannst morgen ruhig zu den Ärzten gehen. Bitte sie vor der Operation nochmals um eine gründliche Untersuchung. Sie werden das feststellen, was ich dir eben gesagt habe'*

Max Bruhn poursuit son récit en relatant la guérison de sa femme en 1932 : « *Le cas suivant concerne ma première femme. Nous habitions à l'époque encore à côté de Bruno Gröning. Ma femme eut une angine accompagnée d'une forte fièvre [...] Jusqu'au jour où la gorge enfla tellement que la mort par étouffement était imminente [...] Comme elle ne pouvait plus parler, elle rassembla ses dernières forces pour frapper au mur de la chambre, car elle savait que Bruno Gröning était chez lui ce jour-là. Quand il arriva, peu de temps après, il trouva ma femme au stade de la mort par asphyxie. Entre temps, son visage était devenu bleu [...] Quelques secondes après, elle ressentit déjà une nette diminution de l'enflure et les fonctions vitales se remirent aussitôt en marche.* »[63]

Am Nachmittag des nächsten Tages kam Maria strahlend zu ihrem Bruder, um ihm die Bestätigung seiner Vorhersage zu bringen. Die Ärzte standen vor einem Rätsel, bezeichneten die plötzliche Heilung als ein "Wunder".

[63] ibid. S. 26 : « *Der nächste Fall betrifft meine erste Frau. Wir wohnten damals noch bei Bruno Gröning. Meine Frau erkrankte an einer Halsentzündung, begleitet von hohem Fieber [...] Dann kam der Tag, an dem die inneren Schwellungen zunahmen, so daß der Erstickungstod unmittelbar bevorstand [...] Da sie nicht mehr sprechen konnte, klopfte sie mit letzter Kraft an die Zimmerwand, denn sie wußte, daß Bruno Gröning an diesem Tag zu Hause war. Als er kurz danach mein Zimmer betrat, fand er meine Frau im Stadium des Erstickungstodes. Ihr Gesicht war inzwischen blau geworden [...] Schon nach wenigen Sekunden spürte sie einen deutlichen Rückgang der Schwellung, und sofort setzten die Lebensfunktionen wieder kräftig ein.* »

Son médecin confirma la guérison :

« Le lendemain, elle se leva et se rendit chez le docteur Hollatz (Dantzig-Langfuhr, Neuer Markt 12) Celui-ci, qui connaissait bien l'état de mon épouse, fut stupéfait. Après un examen approfondi, il déclara qu'il s'était produit là quelque chose d'inexplicable. »[64]

Mme Charlotte Adam de Wickrath (Sandstraße 51) donna sous serment, le 21 Mai 1949 les précisions suivantes : *« J'ai connu M. Gröning en 1928 à Danzig qui est aussi ma ville natale. A l'époque déjà, M. Gröning s'intéressait aux choses spirituelles ; il aidait et soignait les gens. Je connais environ vingt cas qui furent résolus avec succès : moi-même j'en fais partie. Je peux aussi donner beaucoup de preuves que M. Gröning a aidé des enfants qui avaient par exemple une poliomyélite ou qui ne pouvaient ni voir ni entendre. Dans tous les cas, ça a marché. Nous-mêmes et les gens qu'il a aidés, nous nous trouvions et nous trouvons encore aujourd'hui face à une énigme. »*[65]

---

[64] « Okkulte Stimme » Nr 2, Februar 1956, ein Artikel von Max Bruhn « Aus Bruno Grönings Jugend », S. 26 : *« Am nächstenTag stand sie auf und ging zu Dr.Hollatz (Danzig-Langfuhr, Neuer Markt 12) Dieser, der ja den Zustand meiner Frau genau kannte, vermochte sich vor Staunen kaum zu fassen. Nach einer gründlichen Untersuchung erklärte er, daß für ihn hier etwas völlig Unerklärliches geschehen sei. »*

[65] Freie Arbeitsgemeinschaft Stephanskirchen, 1973, Nr. 02/03, S. 18 :
« Herrn Gröning kenne ich seit 1928 aus Danzig, welche meine Heimatstadt ist. Herr Gröning hat sich schon damals für geistige Dinge interessiert und Menschen geholfen und geheilt. Mir sind ungefähr zwanzig Fälle bekannt, die auch Erfolge hatten. Ich selbst bin auch darunter gewesen. Auch kann ich viele Beweise geben, wo Herr Gröning Kindern geholfen hat, z.B. spinale

Longueur d'ondes

Madame Charlotte Adam de Wickrath évoqua ensuite des phénomènes qui, d'après elle, étaient peut-être sans rapport avec le sujet mais dont elle souhaitait témoigner quand-même : « *Par exemple, il s'est occupé de postes de radio et de voitures. Même sans qu'il touche l'appareil, celui-ci marchait selon ses désirs. Il a refait fonctionner des lampes de radio qui étaient fichues* ».[66]

Son ami Max Bruhn confirma cette faculté : « *Le 30 Mai 1932, nous entrâmes dans un café de Danzig-Langfuhr […] Au dessus du comptoir, il y avait un poste de radio […] Le son était réglé si fort qu'on avait du mal à comprendre ce qu'on se disait […] Alors Gröning dit qu'il allait déformer le son à tel point que cela attirerait l'attention du patron. Et il ajouta « Il ne pourra plus rendre au son sa netteté » Il regarda l'horloge et donna des indications de temps très précises. Et, en effet, exactement au moment indiqué, on entendit une cacophonie telle que le bruit fut insupportable. Le patron vint pour régler l'appareil, mais il dut très vite abandonner ; il ne pouvait plus que*

Lähmung und die nicht hören und sehen konnten. In allen Fällen hat es geklappt. Wir selbst und die Leute, denen er geholfen hatte, standen und stehen noch heute vor einem Rätsel. »

[66] ibid : « *Zum Beispiel hat er sich mit Radioapparaten, Autos befaßt. Er hat das Radio nicht berührt und es ging auf seinen Wunsch aus. Radioröhren, die wirklich kaputt waren, hat er wieder zum Arbeiten gebracht.* »

mettre le son tout bas ».[67]

Mais Bruno Gröning lui expliquera plus tard qu'en principe il n'utilisait sa force que pour aider les gens qui en avaient besoin et qu'il préférait ne pas s'adonner à ce genre d'expériences.

Sa mère mourut en 1939.

La guerre et la captivité

En 1943, à l'âge de trente sept ans, il fut appelé sous les drapeaux de la Wehrmacht et intégré à la douzième division blindée. Mais, à cause de ses opinions, il y eut des frictions : c'est ainsi par exemple qu'il fut menacé de passer au tribunal militaire pour avoir fait la déclaration suivante : « *Que vous m'envoyiez au front ou non, je ne tuerai aucun homme* ».[68] Il fut quand même envoyé au front.

---

[67] Max Bruhns Artikel « Aus Bruno Grönings Jugend » in der Zeitung « Okkulte Stimme » Nr 1, Januar 1956, S.23 : « *Es war am 30. Mai 1932, als wir beide ein Lokal in Danzig – Langfuhr betraten […] Über dem Ausschank befand sich ein Rundfunkgerät […] Es war so lautstark eingestellt, daß man sich Mühe geben mußte, seine eigenen Worte zu verstehen […] Da sagte Gröning, er werde das Gerät in seinem Ton derart verzerren lassen, daß der Wirt ihm seine Aufmerksamkeit zuwenden müsse. Und er setzte hinzu : « Der Wirt wird es nicht wieder klangrein einstellen können » Dabei wies Gröning auf die Uhr und legte genaue Zeitangaben fest. Und tatsächlich : genau nach der angekündigten Zeit trat eine so starke Verzerrung ein, daß es einfach unmöglich war, dieses Gewimmer noch länger mit anzuhören. Der Wirt ging an das Gerät und drehte daran herum, um es wieder klangrein einzustellen. Aber er gab sein Vorhaben auf, ließ den Apparat eingeschaltet und drehte nur auf ganz leise.*

[68] curriculum vitae – Lebenslauf, 27. Dezember 1956, S.2 : « *Ob Ihr mich*

En 1944, il fut blessé à la cuisse droite par un éclat d'obus, mais fut malgré cela envoyé au combat contre les Russes et fait prisonnier le 5 Mars 1945. En Décembre, il fut libéré du camp russe et rentra en Allemagne de l'Ouest.

Dans les camps de prisonniers russes, il s'impliqua de différentes manières en faveur de ses camarades, c'est pourquoi il fut conduit par trois fois à la Kommandantur russe pour interrogatoire et une fois menacé d'être fusillé. Il demanda par exemple que les prisonniers allemands soient traités au moins aussi bien que le bétail car ils étaient alors plus mal traités que des bêtes.[69]

On pouvait lire dans le journal « Revue », paru le 11 Septembre 1949 : *« Il est certain qu'il a porté secours à un grand nombre de ses compagnons de captivité, surtout lorsqu'ils souffraient d'hydropisie, ce qui a suscité un grand étonnement. »*[70]

Dans une interview pour le journal « Das Neue Blatt », Bruno Gröning décrit sa vie parmi les prisonniers : *« Aider les plus pauvres, tel était aussi*

---

an die Front stellt oder nicht, ich erschieße doch keinen Menschen. »

[69] curriculum vitae – Lebenslauf, 27. Dezember 1956, S.3 : *« U.a. verlangte ich auch, daß unsere deutschen Gefangenen wenigstens so wie das Vieh behandelt werden sollten, denn die Behandlung der Gefangenen war damals weit schlechter als die des Viehs. »*

[70] Revue Nr 31, 11. September 1949, S.9 : *« Es steht fest, daß er einer Reihe von Mitgefangenen, vor allem bei wassersüchtigen Anschwellungen, schnelle Hilfe verschaffte und diese Mitgefangenen dadurch in großes Erstaunen versetzte »*

mon but lorsqu'après la débâcle, je me retrouvai, avec beaucoup de mes compatriotes, dans un camp de prisonniers russe. Ce fut une période très dure, car nous manquions de l'essentiel. Mais mes camarades vous confirmeront que je n'ai pas ménagé mes efforts pour améliorer leur sort, notre sort à tous. »[71]

Dillenburg

En Décembre 1945, il rentra en Allemagne de l'Ouest et s'installa à Dillenburg (Hessen).

De son mariage étaient nés deux fils… qui moururent tous deux à l'âge de neuf ans : l'ainé Harald en 1940, d'une endocardite, le cadet Günther en 1947, d'une pleurésie.

Sa femme resta jusqu'en 1947 à Dantzig, avec son plus jeune fils, puis elle vint en République fédérale et ils reprirent la vie conjugale à Dillenburg. Il se sépara d'elle un an après la mort de leur second fils. Elle ne pouvait, semble-t-il, partager une vie de dévouement et d'aide au prochain.[72]

---

[71] Interview für « Das Neue Blatt », 9. Mai 1957 : « *Den Ärmsten zu helfen, war auch mein Ziel, als ich nach dem Zusammenbruch mit vielen Landsern in einem russischen Gefangenenlager saß. Es war eine harte Zeit, denn es fehlte uns am Notdürftigsten. Meine Kameraden aber werden Ihnen bestätigen, daß ich damals keine Mühe gescheut habe, ihr und unser aller Los zu bessern.* »

[72] curriculum vitae – Lebenslauf, 27. Dezember 1956, S. 2 : « *Ein gutes Jahr nach dem Tode meines jüngsten Sohnes (Januar 1949) erfolgte die Trennung von meiner damaligen Frau aus dem Grunde, weil meine Frau sich nicht damit einverstanden erklären konnte, da ich meine Aufgabe*

Il créa, avec des réfugiés des Sudètes, une œuvre d'assistance aux expatriés, car il disait se sentir à nouveau obligé d'aider les hommes : « *Ceci [il montre au reporter sa carte d'identité attestant de sa qualité d'assistant aux réfugiés] fut la prochaine station après la captivité. Malgré l'interdiction des Américains, j'organisai à l'époque avec quelques assistants, dans de très nombreuses communes de Hesse, une œuvre d'assistance aux expatriés. Je crois que ces secours improvisés dans l'urgence furent à l'époque pour beaucoup de familles de réfugiés la première lueur d'espoir après une période dure et sans pitié.* »[73]

Mais cette occupation ne pouvait le nourrir et, comme beaucoup d'autres à l'époque, il pratiqua le troc et le marché noir, ainsi que le raconte Bongartz dans son article intitulé « Gröning, tel que nous l'avons connu » :

« *Son occupation au service d'assistance ne peut pas le nourrir et il apprend ce que tous ceux qui, entre 1945 et 1948, ne veulent pas mourir de faim, doivent*

---

darin sah und sehe, den Menschen zu helfen, ein nur auf Hilfsbereitschaft ausgerichtetes Leben mit mir zu teilen. »

[73] Interview mit dem « Neuen Blatt », 9. Mai 1957 : « *Das [er zeigt dem Reporter seinen Ausweis, der ihn als Flüchtlingshelfer ausweist] war dann die nächste Station nach der Gefangenschaft. Trotz Verbot der Amerikaner organisierte ich damals mit wenigen Helfern in vielen, vielen Gemeinden Hessens ein Hilfswerk für Vertriebene. Ich glaube, daß diese notdürftig improvisierten Hilfeleistungen damals für viele Flüchtlingsfamilien der erste Lichtblick nach einer harten und erbarmungslosen Zeit war.* »

forcément apprendre : le troc et le marché noir. » [74]

Son père mourut en 1949.

De Dillenburg à Herford

Lors de travaux de peinture qu'il doit éxécuter chez le propriétaire de son logement pour compenser les loyers impayés, il fait la connaissance de la femme de ce dernier : Mme Richter. Cette rencontre marquera le début de son ascension.

Le journaliste poursuit : « *C'est elle qui lui ouvre la voie en l'envoyant à Duisburg où il va pouvoir faire ses preuves avec l'une de ses parentes [...] Elle s'appelle Ilse et souffre de neurasthénie profonde. Gröning, suivant son inspiration, essaie une de ses premières guérisons à distance [...] Depuis Dillenburg, il lui indique une date précise à laquelle elle se verra libérée de ses crampes et autres troubles importants et pourra aller se promener. Cela se réalise d'une manière admirable. A la suite de cela, il part à Duisburg aux frais de la famille, pour y poursuivre le traitement. Très rapidement, le mal fut définitivement écarté.* »[75]

---

[74] Revue Nr 31, « Gröning, wie wir ihn erlebten », 11. September 1949, S. 9 : « *Die Beschäftigung im "Hilfsdienst" kann ihn nicht ernähren. Auch er lernt, was jeder, der in den Jahren 1945 bis 1948 nicht verhungern will, auf irgendeine Weise lernen muß : den Tausch und den Schwarzhandel* »

[75] ibid. : « *Sie ist es, die ihm den Weg bereitet, indem sie ihn nach Duisburg schickt, wo er seine Kunst an einer ihrer Verwandten beweisen kann [...] Sie heißt Ilse und leidet unter einer schweren Neurasthenie. Gröning versucht aus einer Eingebung heraus eine seiner ersten Fernheilungen [...] Er nennt von Dillenburg aus einen bestimmten Tag,*

Ilse l'accompagna auprès d'autres malades dans la Ruhr, mais ne put supporter bien longtemps cette vie instable : « *Quand, dans la Ruhr, il est recommandé à d'autres malades, Ilse devient son accompagnatrice. Elle partage avec lui les premières semaines de la vie instable qui débute maintenant [...] Elle l'accompagne de ville en ville, de maison en maison [...] Mais, après quelques semaines, sa première compagne de route le quitte. Son désir bourgeois de paix et de tranquillité l'emporte sur l'agitation qui emplit la vie de Gröning* ».[76]

Le 18 Mars 1949, il fut appelé chez M. et Mme Hülsmann à Herford (Westphalie) et c'est alors qu'il devint célèbre, après avoir guéri Dieter, leur fils âgé de neuf ans, d'une dystrophie musculaire progressive, alors que celui-ci se trouvait déjà en état d'alitement permanent et qu'aucun médecin ne pouvait l'aider ; ce qui incita M. Hülsmann à faire beaucoup de propagande pour lui et à l'héberger chez lui. Si bien

---

an dem sie sich von Krämpfen und ähnlichen erheblichen Störungen befreit sehen und spazierengehen werde.Grönings Voraussage bestätigt sich auf eine wunderbare Art und Weise. Und er fährt anschließend auf Kosten der Familie nach Duisburg, um dort die Behandlung fortzusetzen. Er beseitigte in Kürze das Leiden endgültig. »

[76] Bongartz, Revue Nr 31, 11. September 1949, S. 10 und 11 : « *Als man ihn im Ruhrgebiet an andere Kranke weiterempfiehlt, wird Ilse seine Begleiterin. Sie teilt mit ihm die ersten Wochen des unsteten Lebens, das nun seinen Anfang nimmt [...] Sie begleitet ihn von Haus zu Haus, von Ort zu Ort [...] Nach einer Reihe von Wochen verläßt ihn die erste Gefährtin. Ihre bürgerliche Sehnsucht nach Ruhe und Frieden siegt über die Ruhelosigkeit, die Grönings Leben erfüllt.* »

que des milliers de personnes affluèrent sur la Wilhelmsplatz devant la maison de l'ingénieur Hülsmann et qu'il y eut des guérisons, et même des guérisons spontanées.

Le nom de Gröning se trouva très vite à la une de tous les journaux. Les évènements concernant le « Docteur miracle »[77] passionnèrent la jeune république et, dans la zone d'occupation britannique, son nom était déjà sur toutes les lèvres.

Voici un témoignage de Manfred Lütgenhorst qui écrivait dans le journal « Münchner Merkur » du 24 Juin 1949 : « *Lorsque j'arrivai à Herford le matin à 10.30, il y avait environ un millier de personnes sur la Wilhelmsplatz, devant la petite maison à deux étages. C'était une indescriptible image de misère. D'innombrables paralytiques dans leurs chaises roulantes, d'autres portés par leurs proches, des aveugles, des sourds-muets, des mères avec leurs enfants atteints d'idiotie ou paralysés, des petites vieilles et des jeunes hommes se pressaient en gémissant. Presque cent voitures, des camions et des omnibus étaient garés sur la place et tous venaient de loin.* »[78]

---

[77] « der Wunderdoktor »

[78] Artikel vom 24. Juni 1949 von Manfred Lütgenhorst, Münchner Merkur : « *Als ich vormittags um 10.30 Uhr in Herford ankam, standen vor dem kleinen zweistöckigen Haus auf dem Wilhelmsplatz bis an die tausend Menschen. Es war ein unbeschreibliches Elendsbild. Zahllose Gelähmte in Rollwagen, andere, die von ihren Angehörigen getragen*

Le journaliste s'avança dans la foule et sténographia les témoignages de guérison : « *Je m'avançai dans la foule et pris en sténo leurs merveilleux récits qui auraient suffi à remplir un livre […] Un jeune homme en uniforme qui semblait rentrer de Russie […] bougea son bras droit ainsi que ses doigts et sa jambe droite. Je lui demandai : « Avez-vous aussi été guéri par Gröning ? « Oui, j'ai été paralysé du côté droit en Russie. Monsieur Gröning m'a regardé et maintenant je suis à nouveau en parfaite santé ; je n'arrive pas à comprendre* »[79]

Puis il s'approcha d'une femme d'une quarantaine d'années qui lui confia : « *La semaine dernière, il y avait un homme aveugle, ici, dans la cour. Il avait passé plusieurs jours et nuits à attendre […] « Je ne dois pas rater le moment où Bruno Gröning va sortir » […] Alors, je lui apportai des petits pains et lui dis que je m'occuperai de le faire conduire à la gare. « Je n'ai besoin*

---

wurden, Blinde, Taubstumme, Mütter mit verblödeten und gelähmten Kindern, alte Mütterchen und junge Männer drängten sich und stöhnten. Fast hundert Autos, Lastwagen und Omnibusse parkten auf dem Platz, und alle kamen sie von weit her. »

[79] ibid : « *Ich ging weiter durch die Menge und stenographierte ihre wundersamen Erzählungen mit. Sie allein genügten, um ein Buch zu füllen […] Ein junger Mann neben mir […] trug einen Uniformrock und sah aus wie ein Russlandheimkehrer […]… bewegte er seinen rechten Arm samt den Fingern und sein rechtes Bein. « Sind Sie auch von Gröning geheilt worden? » fragte ich. « Ja, ich bin in Russland rechtsseitig gelähmt worden. Herr Gröning schaute mich an, und jetzt bin ich wieder völlig gesund; ich kann es immer noch nicht fassen.* »

de personne : je pourrai aller seul à la gare » Et alors, je l'ai vu de mes propres yeux. Monsieur Gröning arriva et le jeune homme s'écria : « Je peux voir à nouveau ! » Vraiment, le voile était tombé. Il me décrivit mon sac à main. Il dit : « Il y a une voiture là-bas, voilà son numéro d'immatriculation », et il trouva tout seul le chemin de la gare. Toutes les personnes présentes pleuraient de joie. »[80]

Mais la réputation du guérisseur grandit en même temps que se levait l'armée des envieux.

Cela ne dura pas longtemps jusqu'à ce que les autorités – et avant tout les services de santé – s'emparent de ce cas. Une commission d'enquête fut formée.

C'est alors qu'il sollicita de la part des autorités médicales l'autorisation de travailler en collaboration avec les médecins, ce qui lui fut refusé. Et il reçut en échange un document écrit lui interdisant de soigner. Quelques médecins influents étaient ses ennemis jurés

---

[80] Artikel vom 24. Juli 1949 von Manfred Lütgenhorst, Münchner Merkur : « *Vorige Woche stand ein blinder Mann hier auf dem Hof. Er wartete mehrere Tage und Nächte durch. [...] 'Ich darf den Augenblick nicht verpassen, wenn Herr Gröning herauskommt.' Da brachte ich ihm Brötchen und sagte ihm, ich würde dafür sorgen, daß er zum Bahnhof gebracht würde. 'Ich brauche niemanden, denn ich werde allein zum Bahnhof gehen können.' Und dann erlebte ich es mit eigenen Augen.Herr Gröning kam, und der junge Mann schrie auf : 'Ich kann wieder sehen!' Tatsächlich, der Schleier war von seinen Augen gewichen. Er beschrieb mir, was ich für eine Tasche in der Hand trug. Er sagte : « Dort fährt ein Auto, und da ist das Nummernschild », und allein fand er den Weg zum Bahnhof. Alle Umstehenden haben vor Freude geweint.* »

et mirent tout en œuvre pour faire cesser ses agissements.

Le ministre des affaires sociales de Rhénanie-Westphalie le fit poursuivre pour infraction à la loi qui régit l'art de guérir.[81]

Madame Charlotte Adam avait perdu sa trace à cause de la guerre : « *Le dernier courrier reçu de lui venant de l'hôpital de Kolberg était daté de 1944. Nous pensions qu'il était mort. Mais un jour, le 18 Mai 1949, le Westdeutsche Zeitung me tomba entre les mains et je constatai que le travail qu'il avait commencé dix huit ans auparavant n'avait pas été vain. Mais j'avais du mal à le croire et envoyai mon fils Waldemar à Herford ; il en revint le vendredi 20 Mai 1949 et me dit que je devais y aller, pour voir Oncle Bruno.*

Ce que je fis aussitôt. Comme il m'a sauvé la vie, il peut aussi aider des milliers de gens, riches ou pauvres, il n'y a pas de différence. Je dois à M.Gröning les plus grands remerciements et beaucoup d'autres le remercieront aussi, c'est pourquoi je demande de tout mon cœur que lui soit accordée la licence dont il a besoin pour travailler. »[82]

---

[81] A. Kirmayer : « Der Wunderheiler Bruno Gröning siegt », S.1 : « *Der Sozialminister von Nordrhein-Westfalen, Dr. Rudolf Amelunxen, hat gegen den "Wunderdoktor" Bruno Gröning ein Strafverfahren « wegen Betrugs und fahrlässiger Körperverletzung » eingeleitet. Gröning hat jetzt Heilverbot für das ganze Land Nordrhein-Westfalen.* »

[82] Freie Arbeitsgemeinschaft Stephanskirchen, 1973, Nr. 02/03, S. 18 : « *Die letzte Post erhielten wir aus einem Krankenhaus Kolberg 1944. Von*

En son absence, les malades rassemblés autour de la maison Hülsmann organisèrent une manifestation et partirent en défilé à l'assaut de l'hôtel de ville. Le maire se vit dans l'obligation de laisser le guérisseur prodiguer ses soins au moins trois jours de plus. Mais, fin Juin 1949, il dut quitter Herford.

Il entreprit alors des voyages à Hambourg et dans le Schleswig-Holstein où il était invité par des médecins pour aider des malades. Il écrit même qu'à Hambourg il reçut du maire l'interdiction de prononcer ses discours parce que les habitants avaient tout préparé afin qu'il puisse s'adresser à des milliers de personnes venues lui demander de l'aide.

Les expériences d'Heidelberg

Le 3 Mai 1949, Bruno Gröning fut frappé d'une interdiction de soigner, émanant des autorités de Rhénanie – Westphalie.

Entre le 27 Juillet et le 7 Août, ses capacités de

---

da fehlte jede Spur von ihm. Wir dachten schon, er sei tot. Plötzlich unerwartet, fiel mir am 18. Mai 1949 die Westdeutsche Zeitung in die Hände, in der ich feststellte, daß Bruno Gröning seine Arbeit, die er damals vor achtzehn Jahren ausgeführt hatte, nicht vergebens war. Ich wollte es aber nicht glauben und hatte meinen Sohn Waldemar nach Herford geschickt, der am Freitag, den 20.5.1949, zurück kam und sagte :'du mußt mal hinfahren und Onkel Bruno besuchen', was ich sofort tat. So wie er mein Leben gerettet hat, kann er bestimmt vielen tausenden Menschen helfen, ob arm oder reich, es ist alles gleich. Ich bin Herrn Gröning zu größtem Dank verpflichtet, und viele werden es auch sein; deshalb bitte ich von ganzem Herzen, Herrn Bruno Gröning die Lizenz zum Arbeiten zu geben. »

guérisseur furent mises à l'épreuve à la clinique universitaire de Heidelberg, dirigée par le professeur von Weizsäcker.

En fait, c'est Monsieur Lanzenrath, le directeur de la caisse d'assurance maladie de Bielefeld, guéri par Gröning d'une maladie rénale, qui contacta des journalistes et leur conta les graves difficultés rencontrées par les caisses allemandes.

Celles-ci se trouvaient en effet confrontées à un flot de maladies chroniques que la guerre avait laissé derrière elle, maladies qui avaient pour la plupart des causes psychiques s'exprimant sous la forme de phénomènes organiques : ulcères à l'estomac, rhumatismes, paralysies et névroses, troubles dits psychosomatiques. Lanzenrath espérait trouver avec Gröning une méthode de traitement qui pourrait alléger la surcharge des caisses.

C'est ainsi qu'il rencontra les correspondants du journal « Revue », Heinz Bongartz et Helmut Laux qui se rendirent à Herford, accompagnés du médecin et psychologue de Marburg, Prof. Dr HG Fischer.

Bruno Gröning accepta de se soumettre aux expériences proposées parce que le docteur Fischer lui avait promis, si tout se passait bien, un résultat d'expertise positif qui lui permettrait ensuite d'agir librement.

Heinz Bongartz le rencontra dans la maison de bûcherons que la revue avait louée pour lui au dessus de Frankenstein dans le Taunus, en attendant le début des expériences d'Heidelberg.

Il écrit sous la rubrique : « Bruno Gröning – en privé » : « *Il était libéré de l'ivresse des dernières semaines, libéré des malades en quête de guérison, libéré de l'influence de ses partisans passionnés ainsi que de l'hostilité de ses ennemis acharnés. Il était exclusivement – lui-même, simplement l'homme Gröning, montrant moins d'assurance, ne reniant en rien ses origines simples et son passé. Des personnes, qui l'avaient entouré pendant la première phase de ses grands succès, il ne restait auprès de lui que l'ingénieur Hülsmann, qui lui tenait compagnie dans son refuge forestier. Il lui facilita son entrée dans le monde, qui lui était parfaitement inconnu, des scientifiques et des "intellectuels" qui s'étaient révélé être pour la plupart ses ennemis en Allemagne du Nord.* »[83]

Suit un portrait détaillé de l'homme : « *Gröning se*

---

[83] « Bruno Gröning – privat », Revue Nr 31, 11. September 1949, S. 18 : « *Er war befreit von dem Rausch der letzten Wochen, frei von Heilungsuchenden, frei von dem Einfluß begeisterter Anhänger und frei von der Gegnerschaft erbitterter Feinde. Er war ausschließlich – er selbst, der einfache, jetzt sogar unsichere, in nichts seine einfache Herkunft und Vergangenheit leugnende Mensch Gröning. Von seiner Umgebung aus der ersten Phase der großen Erfolge hatte er nur den Ingenieur Hülsmann bei sich, der ihm Gesellschaft in der Waldeinsamkeit leistete. Er erleichterte Gröning das Einleben in die für ihn völlig neue Umgebung von Wissenschaftlern und "Intellektuellen", die für ihn doch einer anderen Welt entstammten, und die er in Norddeutschland meist nur als Gegner kennengelernt hatte.* »

tenait avec discrétion sur la prairie qui descendait devant la maison forestière et portait la chemise de soie bleu foncé dans laquelle il est devenu célèbre. Les manches étaient retroussées sur des bras musclés. Il avait aussi le pantalon knicker d'un costume de sport bon marché qu'il s'était procuré à Dillenburg, lors du troc de vêtements déjà mentionné. Avec cela, des chaussettes grises et une paire de chaussures de toile [...] Gröning est vraiment petit, mais doté d'épaules puissantes et musclées. Dans ses mouvements, il est souple comme un chat. Tout le monde regarde en premier son visage. Ses longs cheveux bruns et bouclés qui lui tombent sur la nuque contribuent à renforcer l'impression étrange qui émane de lui [...] Nonobstant, le reste du visage conserve un charme particulier, que ce soit de par l'acuité des lignes, la couleur sombre, inhabituelle de la peau ou les yeux. »[84]

On mit à la disposition de Bruno Gröning une

---

[84] ibid : « *Gröning stand unauffällig am Wiesenhang vor dem Waldhaus und trug das dunkelblaue Seidenhemd, in dem er berühmt geworden ist. Die Ärmel waren über den muskulösen Armen hochgekrempelt. Dazu trug er die Knickerbockerhose eines billigen Sportanzuges, den er sich in Dillenburg durch den schon erwähnten Tausch von Lumpen gegen Stoffe erworben hatte. Dazu graue Wadenstrümpfe und ein Paar Segeltuchschuhe [...] Gröning ist ausgesprochen klein von Gestalt aber mit kräftigen, muskulösen Schultern ausgestattet. In seinen Bewegungen ist er katzenhaft geschmeidig.Jeder betrachtet sofort sein Gesicht. Die langen in den Nacken fallenden dunkellockigen Haare sind geeignet, den fremdartigen Eindruck zu verstärken [...] Dessen unbeschadet behält das übrige Gesicht einen fremdartigen Reiz, sei es durch die Schärfe der Linien, die ungewöhnlich dunkle Färbung der Haut oder die Augen.* »

grande villa située à l'ouest d'Heidelberg : « la maison Rutenberg ». C'est là que journalistes et médecins se retrouvaient pour accueillir les patients et préparer les enregistrements et les examens cliniques qui avaient lieu avant et après l'intervention du guérisseur.

Celui-ci n'avait aucun contact avec l'extérieur et toute personne entrant dans la villa devait présenter un laisser-passer : une carte rouge avec le tampon de la clinique Ludolf-Krehl.

Bruno Gröning : « *On m'amena des malades de la clinique universitaire de Heidelberg. Le Professeur Dr. H.G. Fischer de Marburg voulait créer avec moi des centres de soins, mais le projet n'aboutit pas car ses exigences financières étaient trop élevées et, de toute façon, nous n'avons pas obtenu l'autorisation.* »[85]

Les cent cinquante expériences menées entre le 27 Juillet et le 7 Août 1949 furent consignées de façon très précise : photographiées, sténographiées et même enregistrées sur bande magnétique.

Les cas Joest, Strobel, parmi tant d'autres, sont relatés avec précision. Des extraits des enregistrements sur bande magnétique ont été publiés.

---

[85] c.v.- Lebenslauf, 27. Dezember 1956, S. 3 et 4 : « *Kranke aus der Universitätsklinik Heidelberg wurden mir zugeführt.Prof. Fischer (wohnhaft Marburg) wollte mit mir zusammen Heilstätten schaffen. Wegen der hohen finanziellen Ansprüche des Prof. Fischer kam es aber nicht zu einer Einigung. Die versprochene Genehmigung habe ich auch nicht erhalten* »

Considérons d'abord le cas de Mme Else Joest qui souffrait depuis des années de graves problèmes digestifs dus à la présence d'un myome. Voici un passage de l'enregistrement : « -*Gröning* : « *Je vous prie de ne pas penser à vos douleurs. Concentrez-vous ! Coupez-vous des pensées qui viennent de l'extérieur – observez – beaucoup de choses vont apparaître – concentrez-vous complétement sur votre corps […] Que remarquez-vous dans votre corps ? Est-ce qu'une onde vous traverse le corps ? […]Vous ne devez pas penser tout le temps à vos souffrances. Cela me dérange – Je ne peux pas intervenir […] Que se passe-t-il ?* »

– J : « *Je ressens un grand poids* »

– G : « *Il se passe quelque chose dans le bas du corps* »

– J : « *Oui, ça tire et ça soulève.* » *(Gröning se tourne pendant quelques minutes vers d'autres patients)*

– G : « *Il vient d'y avoir un sursaut dans votre corps.* »

– J : « *Oui ! Comme si tout se contractait. (Mme Joest sent un tiraillement dans le dos et de la chaleur jusque dans les reins. Elle doit aller très vite aux toilettes […] Puis elle revient, le visage rayonnant […] Depuis treize ans pour la première fois sans médicament* ! »[86]

---

[86] Revue, Nr 28, 21. August 1949, S.10-11, Ausschnitt aus der Magnet-Tonband-Aufnahme : « -*Gröning* : « *Ich bitte Sie, nicht an das Leiden zu denken. Konzentrieren! Gedanken nach außen schalten Sie ab* –

Monsieur Strobel de Mannheim, qui avait reçu des éclats d'obus dans les jambes et le bas du dos en 1944, souffrait d'une paralysie de la colonne vertébrale et ne pouvait plus marcher. Voici un extrait de sa conversation avec le guérisseur : « *G. : « Vous avez encore des douleurs ?* »

– S : « Oui, mais plus aussi fortes. »

– G : « Elles partent doucement. Fermez les yeux et faites bien attention. Que s'est-il passé maintenant ? »

– S : « Les douleurs sont parties. J'ai une raideur dans la colonne vertébrale, comme si elle allait casser. » (Gröning s'occupe d'autres patients)

– G : « Comment est-ce maintenant ? »

– S : « Un léger picotement qui rend la colonne plus souple […] Les douleurs sont parties, j'ai une sensation de fraicheur. » (Strobel se lève sans mal)

– G. : « Essayez de monter et descendre l'escalier !

---

beobachten – es wird sich vieles bemerkbar machen – konzentrieren Sie sich voll und ganz auf ihren Körper […] Was merken Sie in ihrem Körper? Zieht eine Welle durch Ihren Körper? […] Sie müssen nicht so viel denken an Ihr Leiden. Das stört mich – ich komme nicht ran […] Was ist mit Ihnen? »

– J. : « Mir wird es ganz schwer. »

– G. : « Jetzt geht etwas im Unterleib vor. »

– J. : « Ja, ein Ziehen und Heben. » (Gröning wendet sich für einige Minuten anderen Patienten zu)

– G. :« Eben gab es einen Zuck in Ihrem Körper. »

– J. : « Ja! Als ob alles zusammengezogen wird (Joest hat ein Ziehen im Rücken und Wärme bis zu der Nierengegend. Sie muß sofort zur Toilette […] Sie kehrt dann wieder zurück. Glückliches Gesicht […] Seit dreizehn Jahren zum erstenmal ohne Mittel ! »

(S. va jusqu'à l'escalier et monte et descend en sautillant. Il est très heureux !) »[87]

Nous pouvons remarquer que Bruno Gröning s'occupait, la plupart du temps, de plusieurs malades à la fois.

A la suite de ces séances était pratiqué pour chaque cas un examen médical de contrôle, enregistré lui aussi sur la bande : voici un extrait du rapport concernant M. Strobel : « *Après le premier traitement par Gröning, les problèmes de locomotion ont complètement disparu. Le patient se sent bien…* »[88]

Dans quelques cas, le guérisseur se trouva dans l'impossibilité d'intervenir, car le refus exprimé par

---

[87] Revue Nr 28, 21.August 1949, Seiten 10-11, Ausschnitt aus der Magnet-Tonband – Aufnahme :

– *G : « Sie haben immer noch Schmerzen ? »*

– *S. : « Ja, aber nicht mehr so stark »*

– *G. : « Sie ziehen langsam weg. Machen Sie die Augen zu und passen Sie auf. Was ist jetzt geschehen? »*

– *S. : « Schmerzen haben nachgelassen. Steife an der Wirbelsäule, ich meine, sie bricht mir ab. » (Gröning beschäftigt sich mit anderen Patienten)*

– *G : « Wie ist es jetzt? »*

– *S : « Ein leichtes Kribbeln, das den Wirbel weich macht […] Die Schmerzen an der Wirbelsäule sind weg, es ist mir frischer. » (Strobel steht ohne Beschwerden auf)*

– *G : « Versuchen Sie mal die Treppen rauf zu laufen! »*

(S.geht zur Treppe und springt plötzlich treppauf und – ab. Er ist überglücklich !)

[88] Revue Nr. 28, 21.August 1949, S.11 : « *Nach der ersten Behandlung durch Gröning sind die Gehstörungen völlig beseitigt. Der Patient fühlt sich wohl…* »

certains patients à son égard l'en empêchait.[89]

Pourtant, le résultat positif de l'expertise prouva enfin les capacités de Gröning : « *L'expertise d'Heidelberg, dont la première publication se trouvera dans la prochaine édition de la revue, peut être considérée comme un modèle d'objectivité. Elle montre pour la première fois l'importance des capacités de Gröning.* »[90]

Le « Cercle des amis de Bruno Gröning »

A cette époque là, il ne lui restait plus que M. Egon Arthur Schmidt, domicilié à Heidelberg (Römerstr. 65), pour s'occuper des formalités nécessaires à la création proposée par lui-même et M. Hülsmann d'un « Cercle des Amis de Bruno Gröning ».[91] Dans cette association arrivaient chaque jour six à sept mille lettres qui ne devaient être ouvertes qu'en présence de deux témoins tout simplement parce qu'elles contenaient pour la plupart des dons en argent.

Toutes ces sommes d'argent devaient être

---

[89] Revue Nr.28, 21.August 1949, S. 9 : « *ausgeprägte Abwehr, die sich Gröning gegenüber so stark äußerte, daß er nicht "durchdringen" konnte* »

[90] Revue, 21. August 1949, Nr.28, S. 11 :
« *Das Heidelberger Gutachten, dessen erstmalige Veröffentlichung in der nächsten Ausgabe der Revue erfolgt, darf als ein Muster von Sachlichkeit gelten.Es zeigt zum erstenmal die Bedeutung der Fähigkeiten Grönings.* »

[91] « Ring der Freunde Bruno Grönings »

comptabilisées pour qu'ils soient en règle avec les autorités et aussi afin que ceux qui ouvraient les lettres ne soient pas tentés de s'enrichir au détriment des plus pauvres parmi les pauvres. Tout cet argent devait être déposé sur le compte en banque de l'association.

Mais Bruno Gröning constata bientôt que l'argent contenu dans plus d'un million de lettres et dont la somme s'élevait à plusieurs centaines de milliers de DM n'était plus là. D'après les déclarations de témoins, le manager de l'association, M. Schmidt, avait si bien manœuvré qu'il s'était « refait une santé » avec l'argent des malades.[92]

Pour se soustraire à toute responsabilité, ce dernier aurait transmis la présidence de l'association à un certain Professeur Berndt et réussit lors des interrogatoires de la police à faire peser toute la faute sur cet homme. En plus, en journaliste roué, il se serait fait un malin plaisir à présenter Bruno Gröning comme le plus mauvais et le plus dégoûtant des hommes.[93]

Cet argent devait servir à construire des logements pour les réfugiés.

---

[92] c.v.– Lebenslauf, 27. Dezember 1956, S. 4 :
« *Nach Angaben von Zeugen wußte er alles so gut zu managen, daß er durch die Geldeingänge von Kranken "gesund" geworden ist.* »

[93] ibid., S.4 und 5 : « *Als gerissener Journalist verstand Schmidt es, mich durch eine Artikelserie in ein so schlechtes Licht zu bringen, daß ich als einer der schlechtesten schmutzigsten Menschen angesehen werden mußte.* »

« Nul n'est prophète en son pays »

En Mai 1949, les premiers interdits tombèrent : Gröning avait enfreint la loi des guérisseurs. Les divergences d'opinions et les rapports de force au sein de l'administration de la ville conduisirent à un va-et-vient d'interdictions et de suspensions, jusqu'au moment où les autorités médicales et municipales mirent en place une interdiction totale.

Bruno Gröning dut alors quitter Herford pour Munich où un ami, Leo Harward, dont il avait guéri la belle-sœur paralysée depuis dix ans, avait mis à sa disposition un haras.

Le « Traberhof » de Rosenheim

C'est à Happing, tout près de Rosenheim, que le guérisseur se réfugia, le 21 Août 1949, pour échapper à l'assaut du public. Mais, là aussi affluèrent à nouveau beaucoup de gens et l'on assista aux rassemblements décrits par la presse.[94]

En retraçant le cours de sa vie, Bruno Gröning écrit que, partout où il apparaissait, des guérisons avaient lieu. En Septembre 1949, la place devant le Traberhof était remplie certains jours de plus de 30 000 personnes qui venaient de toutes les régions

---

[94] c.v. – Lebenslauf, 27. Dezember 1956, S. 5 : « Um dem Ansturm des Publikums auszuweichen, folgte ich einer Einladung nach München auf den Traberhof. Dort kam es zu den in der Presse geschilderten Auftriffen (Auftreffen) und auch hier sammelten sich wieder viele Menschen »

d'Allemagne et du monde à Rosenheim.[95]

La presse, la radio étaient présentes. On tourna même un film : « Gröning »

Le « Zeitungsblitz » rapportait dans une édition spéciale de septembre 1949 :

« *Entre temps, plus de dix mille personnes s'étaient rassemblées et attendaient depuis des heures, sous une chaleur écrasante, le grand moment où Gröning allait apparaître au balcon, parler à la foule et faire rayonner sa force salvatrice. Les gens se serraient les uns contre les autres pour profiter au mieux des « rayons guérisseurs ». Les premières réactions commençaient déjà à se manifester chez les malades gravement atteints assis dans leurs chaises roulantes et dans leurs fauteuils ou chez les personnes se tenant à l'écart, à la périphérie.*

Des gens presque aveugles recouvraient la vue, des handicapés remarchaient, des paralytiques pouvaient à nouveau bouger leurs membres raides. »[96]

---

[95] ibid. : « *Überall, wo ich auftauchte, vollzogen sich Heilungen. Im September 1949 war der Platz vor dem Traberhof an manchen Tagen mit weit über 30 000 Menschen angefüllt, die aus allen Teilen Deutschlands und der Welt nach Rosenheim kamen.* »

[96] « Im Brennpunkt der Öffentlichkeit », "Zeitungsblitz", Sonderausgabe, September 1949 : « *Inzwischen hatten sich mehr als zehntausend Menschen versammelt, die alle seit Stunden in glühender Hitze auf den großen Moment warteten, da Gröning auf den Balkon trat, zur Menge sprach und seine Heilkraft ausstrahlte.Dicht standen die Menschen zusammengepresst, um in den vollen Genuß seiner "Heilstrahlen" zu kommen. Schon begannen die Reaktionen bei den Schwerstkranken in ihren Rollstühlen und Sesseln oder bei den Einzelstehenden an der Peripherie zu wirken. Wieder begannen Halbblinde zu sehen, wieder erhoben sich bisher Gehbehinderte, wieder*

Partout où Bruno Gröning apparaissait, se produisaient des scènes bibliques. Anita Höhne décrit ces phénomènes dans son livre : « Geistheiler heute » : dès que Gröning annonçait sa venue, les pélerinages commençaient. En témoignent les scènes observées par le journaliste Rudolf Spitz lors d'une visite à Munich en 1949 : *« A 19.00 h, des milliers de personnes se tenaient dans la Sonnenstraße. A 22.30, elles y étaient encore. J'ai vécu beaucoup de choses en cinq années de guerre, mais je n'ai jamais été aussi bouleversé que pendant les quatre heures où, assis en face de Bruno Gröning, j'ai assisté à une épouvantable parade de la misère et de la souffrance. Des épileptiques, des aveugles et des paralytiques appuyés sur des béquilles affluaient vers lui. Des mères tendaient à Gröning leurs enfants paralysés. Il y avait des gens qui s'évanouissaient, on entendait des cris, des appels au secours suppliants, des demandes, des souhaits, des soupirs. »*[97]

Le soir du 28 Septembre 1949, les journalistes du Zeitungsblitz étaient présents au Traberhof d'Happing,

---

bewegten Lahme ihre steifen Glieder »

[97] Anita Höhne : « Geistheiler heute », Bauer Hermann Verlag, 1995, cité sur le site www.bruno-groening.org : « Um 19.00 Uhr standen Tausende in der Sonnenstraße.Um 22.30 Uhr standen sie noch.Ich habe in fünf Jahren Krieg viel erlebt, nie aber war ich erschütterter als in den vier Stunden, in denen ich Bruno Gröning gegenübersaß und eine grauenhafte Parade des Elends und der Leiden erlebte.Epileptiker, Blinde und Gelähmte auf Krücken drängten zu ihm. Mütter hielten Gröning ihre gelähmten Kinder entgegen. Es gab Ohnmächtige, Schreie klangen auf, flehende Hilferufe, Bitten, Wünsche, Stoßseufzer »

près de Rosenheim. Ils commentaient : « *Maintenant, la nuit est tombée. De toutes parts, les sunlights s'enflamment, les caméras commencent à tourner doucement. On n'entend plus un bruit et tous les regards se dirigent vers le balcon sur lequel Monsieur Gröning apparaît à 20h.15, entouré de ses hôtes, de ses collaborateurs et de personnes guéries.* »[98]

Pourtant le guérisseur ne souhaitait pas tant de publicité et refoulait les curieux et les sceptiques : « *Mes chers amis en quête de guérison ! Aujourd'hui encore, comme chaque jour, beaucoup de gens se rassemblent ici, de pauvres gens torturés qui viennent chercher la guérison et la trouveront. Mais aussi des personnes que seule la curiosité a attirées ici, des personnes qui sont bien conscientes de leur scepticisme. Je sens très bien cela et je vous prie de mieux dissimuler vos pensées et de vous convaincre d'abord des faits. Il ne s'agit pas ici de tours de passe-passe ni de présentations à bon marché de miracles ; l'heure est trop grave et la souffrance autour de moi trop grande [...]Ceux qui ne croient pas en moi n'ont plus besoin de venir !* »[99]

---

[98] Rosenheimer Zeitungsblitz – Sonderausgabe September 1949, S. 1 : « Nun ist die Dämmerung vollends hereingebrochen. Von allen Seiten flammen die Jupiterlampen auf, die Filmapparate beginnen leise anzulaufen. Jeder andere Laut verstummt völlig und alle Blicke richten sich zum Balkon, auf dem nun um 20.15 Uhr Herr Gröning in den Kreis seiner Gastgeber, Mitarbeiter und Geheilten tritt… »

[99] Discours de B. Gröning du 28 Septembre 1949 – Rede vom 28. September 1949 – Rosenheimer Zeitungsblitz – Sonderausgabe September 1949, S. 1 : *« Meine lieben Heilungssuchenden ! Wie jeden Tag so auch heute, finden sich*

Les faux amis

Quelle boîte de Pandore avait-il ouverte ? Sa singularité le condamnait à l'isolement.

Le premier à lui avoir donné l'hospitalité à Herford, M. Hülsmann, était devenu entre temps son « homme d'affaires zélé ». Mais beaucoup d'autres se pressaient autour de lui, pour lui proposer de l'aider à obtenir l'autorisation de soigner et disparaissaient tout aussi vite, dès que l'on démasquait en eux les gangsters.

Et, après avoir réalisé leurs affaires, ils s'empressaient d'empreindre le guérisseur d'une renommée douteuse dont la presse s'emparait avidement.[100]

Il donne l'exemple d'un certain conte Soltikow

Menschen hier ein, arme und gequälte Menschen, die Heilung suchen und auch finden werden. Aber auch solche, welche die reine Neugierde hierher trieb, einzelne, die es selbst wissen, daß sie Skeptiker sind.Ich fühle das ganz genau und ich bitte Sie, Ihre Gedanken mehr abzudecken und sich erst von den Tatsachen zu überzeugen. Es handelt sich hier nicht um Schaukünste und billige Vorführungen von Wundern, dazu ist die Stunde zu ernst und das Leid der Menschen um mich herum zu groß. […] Wer nicht an mich glaubt, der braucht nicht mehr zu kommen! »

[100] c.v. – Lebenslauf, 27. Dezember 1956, S. 5 und 6 :

« Mein früherer Gastgeber Hülsmann war inzwischen ein eifriger "Geschäftsmann" hinter meinem Rücken geworden. Alle drängten sich vor mit dem Versprechen, mir die Heilgenehmigung zu verschaffen, verschwanden aber als mehr oder weniger entlarvte Gangster wieder, nachdem ihre Geschäfte abgewickelt waren und mir ein zweifelhaftes Renommee hinterlassen hatten, was von der Presse gierig aufgefangen wurde. »

qui lui a dit préparer une brochure très positive à son sujet, pour laquelle il devait lui fournir des documents (« Gröning entlarvt », hrg. von Michael Graf Soltikow) Au cas où il refuserait, la brochure serait en sa défaveur et on lui aurait déjà proposé pour la rédaction de celle-ci 50 000 DM.[101]

Au printemps 1950, il se rendit à Wangerooge. Et ce fut encore la même chose : un flot de personnes cherchant de l'aide, des guérisons en masse et l'attitude hostile des services de santé.[102]

Entre temps, tous les efforts faits en Bavière afin d'obtenir l'autorisation de soigner avaient échoué, entre autres parce que son "manager", du nom de Meckelburg, avait été arrêté pour fraude fiscale et mauvaises affaires et mis derrière les barreaux.[103]

Otto Meckelburg avait fondé, en Janvier 1950, une « association pour l'investigation et la promotion

---

[101] c.v. – Lebenslauf, S.6 : « *So hat mir z.B. ein gewisser Graf Soltikow erklärt, er habe vor, eine positive Broschüre über mich zu schreiben, wozu ich ihm Unterlagen liefern sollte. Im Falle meiner Ablehnung, wollte er eine negative Broschüre über mich schreiben, wofür ihm bereits 50 000 DM gebeten seien.* »

[102] ibid. : « *Frühjahr 1950 ging ich auf Wangerooge. Wieder dasselbe : ein Strom von Heilungssuchenden, Massenheilungen, feindliche Haltung der Gesundheitsbehörden.* »

[103] ibid. : « *Inzwischen hatten sich in Bayern die Bemühungen um Erlangung der Heilgenehmigung zerschlagen, auch aus dem Grunde, weil mein damaliger sogenannter "Manager" Meckelburg wegen Steuerhinterziehung und übler Geldgeschäfte verhaftet und eingesperrt worden war.* »

des méthodes thérapeutiques de Gröning »[104], dont il s'était déclaré président. Il s'accordait un salaire mensuel de 1000, – DM et choisissait lui-même, selon leurs moyens financiers, les malades qu'il présentait au guérisseur, ce pour quoi il se faisait payer. Gröning indique, d'après les aveux de Meckelburg, que celui-ci s'était constitué une petite fortune de 100 000, – DM.[105]

Il se sépara de lui le 10 Juin 1950.

Une échappatoire à toutes ces pressions fut son activité auprès du guérisseur Enderlin de Munich, pendant l'été 1950. Pourtant, celui-ci procéda de la même façon que Schmidt et Meckelburg.

Il avait promis que, par l'intermédiaire de son avocat M. Keuß, il lui établirait un document officiel prouvant que son activité n'avait rien à voir avec la profession de guérisseur protégée par la loi, si bien qu'il ne pourrait entrer en conflit avec la législation. Mais, M. Enderlin non seulement ne tint pas sa promesse, mais encaissa des sommes énormes dont Bruno Gröning ne vit pas un pfennig.[106]

---

104 « Verein zur Erforschung und Förderung Gröningscher Heilmethoden »

105 "Wegbegleiter", Dezember 2003, VII. Jahrgang, S. 17 : « *Er genehmigte sich ein Monatsgehalt von über 1000,-DM [...] Gröning gibt gemäß Meckelburgs Eingeständnis an, daß dieser durch seine Tätigkeit über 100 000,-DM erwirtschaftet habe.* »

106 c.v. – Lebenslauf, S. 6 : « *Ein Ausweg aus dieser Hetze von allen Seiten schien vorübergehend meine Tätigkeit beim Heilpraktiker Enderlin in München im Sommer 1950 zu sein. Aber nicht anders als Schmidt und*

Dans le discours qu'il tint à Krailling près de Munich en 1950, le prédicateur adressa ces mots à ses « chers auditeurs venus chercher la guérison » : « *Vous ne savez rien de moi, si ce n'est ces choses superficielles que des gens ont su écrire dans le seul but de gagner de l'argent et de faire sensation. Ils n'ont pas partagé ma vie, ils en ont seulement entendu des récits. J'ai été continuellement observé : combien de tasses de café, combien de cigarettes [...] Mais ils n'ont pas saisi l'essentiel [...] Et l'homme a ainsi montré son vrai visage. La souffrance de l'autre, la souffrance de son prochain ne l'intéresse pas.* »[107]

Il mit cinq ans à se libérer des « chaînes des méchants » : « *J'ai dû mener les plus durs combats*

Meckelburg ist der Heilpraktiker Enderlin verfahren. Er hatte mir über meinen Rechtsanwalt, Herrn Dr Keuß, die Versicherung gegeben, daß er mir ein amtliches Dokument ausstellen wollte, das beweisen sollte, daß meine Tätigkeit mit der durch Gesetz geschützten Heilpraktikertätigkeit nichts gemein hätte, so daß ich mit den Gesetzen nicht in Konflikt kommen konnte. Dieses Versprechen hat Herr Enderlin nicht gehalten. Dafür aber hat er Unsummen von Geldern für sich vereinnahmt, von denen ich nicht einen Pfennig erhalten habe. »

[107] Rede vom 5.10.1950 in Krailling bei München – Quelle : Freie Arbeitsgemeinschaft Bruno Gröning : Das Tor zum Weg, Stephanskirchen bei Rosenheim 1960, S.6-11 : « *Meine lieben Heilungssuchenden, Sie wissen von mir nichts als das, was Menschen, nur um Geld zu verdienen und Sensationen hervorzurufen, Äußerliches zu schreiben wußten. Sie haben mein Leben nicht mit mir zusammen gelebt. Sie haben sich nur erzählen lassen. Ich wurde dauernd beobachtet, wie viel Tassen Kaffee, wie viel Zigaretten [...] Das Eigentliche haben sie nicht erfaßt[...]So hat doch der Mensch sein wahres Gesicht gezeigt. Das Leid des andern, das Leid seiner Mitmenschen interessiert ihn nicht.* »

pendant cinq ans, jusqu'à ce que j'arrive à démasquer mes ennemis, c'est-à-dire nos ennemis, et j'ai étudié à fond leur comportement. Il n'y a vraiment plus un seul poste ennemi qui ne m'ait tiré dessus. Ils m'ont tous traîné dans la boue quand j'ai devancé mes ennemis. Il ne me restait plus d'autre issue que de briser la chaîne du mal, il n'y avait pas de retour possible : il fallait avancer, monter, inlassablement. »[108]

En Août 1950, il fit la connaissance de celle qui allait devenir sa seconde épouse ; il la décrit comme étant le seul être honnête et sincère qui l'ait aidé à réorganiser sa vie dans tous les domaines[109].

En Octobre 1952, il rencontra à nouveau Egon Arthur Schmidt à Herford, parce que celui-ci lui demandait instamment de lui donner l'occasion de se racheter en publiant le livre « Les guérisons miraculeuses de Bruno Gröning », qu'il venait d'écrire et

---

[108] Texte manuscrit de B. Gröning – Handschriftlicher Text von Bruno Gröning aus dem Jahre 1949, Freie Arbeitsgemeinschaft Bruno Gröning, hrsg. : Das Tor zum Weg, Stephanskirchen bei Rosenheim 1970, Nr. 06/07, S. 8 : « *Fünf Jahre hart und härtester Kämpfe hat es gekostet, bis ich meine, d.h. unsere Feinde herausgelockt und dazu genauestens studiert habe. Es gibt tatsächlich keine feindliche Stelle mehr, die mich nicht beschossen hat. Alle diese haben mich nur mit ihrem eigenen Dreck beworfen, als ich den Weg meiner Feinde vorüber zog. Es blieb mir auch nichts anderes übrig, als die Sperrkette der Bösen zu durchbrechen, ein Zurück gab es nicht, nur vorwärts, aufwärts, ohne dazu müde zu werden.* »

[109] c.v. – Lebenslauf, S. 6 : « Im August 1950 lernte ich meine jetzige Frau als den einzig ehrlichen, aufrichtigen Menschen kennen, der mir in allem behilflich war, eine Neuregelung zu schaffen. »

qui contenait, selon lui, des descriptions véridiques et « irrévocables ».[110]

On pourra d'ailleurs lire dans le journal « Okkulte Stimme » de Février 1956 : *« Le livre d'Eg. Arth. Schmidt « Die Wunderheilungen des Bruno Gröning » contient beaucoup d'informations intéressantes et importantes pour la conduite de la vie personnelle, sur Bruno Gröning et son œuvre. Il peut être acquis par les lecteurs au prix spécial de 4 DM auprès de la maison d'édition El. Mgd. Schmidt, Heidelberg. Römerstraße 65. »*[111]

Ce qui n'empêcha pourtant pas Schmidt de publier à nouveau des articles diffamatoires dans les journaux ! Mais, quand il voulut reprendre la gestion de l'association Gröning, le comité de direction s'y opposa formellement. Et c'est alors qu'il montra son vrai visage : il intenta des procès au seul chef de fausses accusations.[112]

---

[110] ibid., S. 6 und 7 : *« Er selbst war es, der mir bittend anbot, das Buch « Die Wunderheilungen des Bruno Gröning », das er schon verfaßt hatte, mit den darin enthaltenen wahrheitsgetreuen Schilderungen, die doch unwiderruflich seien – wie er sich ausdrückte – zu veröffentlichen »*

[111] Okkulte Stimme Nr 2, Februar 1956, S. 25 : « Vieles Interessante und für die eigene Lebensführung Wichtige über Bruno Gröning und sein Wirken enthält das Buch von Eg.Arth. Schmidt :'Die Wunderheilungen des Bruno Gröning', das von den Lesern zum Sonderpreis von DM 4. – bezogen werden kann, vom Buchversand El. Mgd. Schmidt, Heidelberg. Römerstraße 65 »

[112] c.v. – Lebenslauf, S. 7 : « … nachdem auch der gesamte Vorstand des Gröning-Bundes, bei dem er den Geschäftsführerposten an sich reißen wollte, ihn ablehnte, zeigte er sein wahres Gesicht. Er macht jetzt Prozesse gegen mich anhängig auf Grund frei erlogener Anschuldigungen. »

A la suite de ces dissensions, l'association Gröning fut dissoute et remplacée par une « union pour le développement des principes de vie spirituels et naturels en Allemagne ».[113] Une filiale fut créée en Autriche.

Les procès

Plusieurs hommes politiques prirent la défense du guérisseur : le préfet de police de Munich, M. Pitzer avait déclaré de façon impromptue au Traberhof : « *Chers habitants de Rosenheim ! Je voudrais vous parler de l'expérience personnelle que j'ai vécue aujourd'hui. Je suis venu ici en premier lieu en tant que malade mais aussi en tant que fonctionnaire et observateur bavarois. Jamais de ma vie je n'ai eu de diagnostic aussi remarquable, même venant de professeurs célèbres, que celui qui vient de m'être donné par Monsieur Gröning en l'espace de quelques instants et sans qu'il ait eu besoin de toucher mon corps [...] Continuez à avoir une confiance absolue dans les méthodes de guérison de M. Gröning et aidez le à dominer ses dernières difficultés. Mon ami au parlement fera tout son possible pour que Monsieur Gröning obtienne un jour, peut-être même bientôt, l'autorisation de soigner.* »[114]

---

[113] « Verein der Forderung seelisch-geistiger und natürlicher Lebensgrundlagen in Deutschland e. V. »

[114] Rosenheimer Zeitungsblitz, Sonderausgabe, September 1949, S. 2 : « Meine lieben Rosenheimer ! Ich spreche hier zu Ihnen aus meinem heutigen persönlichen Erlebnis. Ich bin hierher in erster Linie als kranker

Suivit l'intervention du député CSU, M. Hagn : « *En réalité, je n'avais pas l'intention de parler parce que j'étais très sceptique vis-à-vis de l'affaire Gröning et voulais d'abord me convaincre de ce qui se passait ici.*

J'ai vécu aujourd'hui tant de choses émouvantes que les mots me manquent pour les décrire. Je ne puis vous en dire plus. Je vous en prie, croyez en la vocation de Monsieur Gröning. »[115]

Le ministre-président de Bavière déclara que personne n'avait le droit de vouer à l'échec les activités d'une personnalité aussi exceptionnelle. Le ministre de l'intérieur bavarois qualifiait même ses activités « d'œuvre de charité désintéressée ».

Des médecins le défendirent lors d'une conférence de presse qui clôturait le tournage du film documentaire de la Engler – Film – AG au Traberhof d'Happing. C'est en ces termes que le docteur Zetti s'adressa à la presse

---

Mensch gekommen, aber auch als bayerischer Beamter und Beobachter. Ich habe nie in meinem Leben eine derart hervorragende Diagnose, selbst nicht von berühmtesten Professoren, erhalten wie hier von Herrn Gröning in wenigen Augenblicken, ohne daß er meinen Körper auch nur berührte [...] Haben Sie weiterhin restloses Zutrauen an die Heilkunst Grönings und helfen Sie alle mit, die letzten Schwierigkeiten zu überwinden. Mein Freund im Landtag wird dafür Sorge tragen, daß eines Tages, vielleicht schon bald, Herr Gröning die Heillizenz erhält. »

[115] ibid. : « *Ich wollte eigentlich nicht sprechen, weil ich der Angelegenheit Gröning sehr skeptisch gegenüber stand und wollte mich persönlich überzeugen von dem, was hier vorgeht. Ich habe heute so viel Erschütterndes erlebt, daß mir die Worte fehlen, dies zu schildern. Mehr kann ich Ihnen nicht sagen. Ich bitte Sie alle, glauben Sie an die Berufung des Herrn Gröning!* »

bavaroise : « *Nous les médecins, avons beaucoup à apprendre de Monsieur Gröning, car il est prouvé de façon irréfutable par des centaines de cas que le petit Gröning a aidé et guéri là où la science et le savoir-faire des médecins échouaient. La thèse et le défi d'aujourd'hui, ce n'est pas la façon dont ces personnes ont été guéries mais le fait qu'elles aient été guéries.* »[116]

Le conseiller juridique de Gröning, M. Roedel, déclara à la presse : « *Il n'y a aucune raison d'interdire les pratiques médicales de Gröning puisqu'il aide avant tout là où, jusqu'à présent, tout art médical est resté sans succès.* »[117]

Bruno Gröning en appela lui-même aux médecins : « *J'en appelle aux médecins : laissez moi ces pauvres gens que vous avez déjà abandonnés et ne pouvez plus aider, car c'est justement dans ces cas désespérés que les premiers et les plus grands succès ont pu être constatés.* »[118]

---

[116] Rosenheimer Zeitungsblitz, September 1949, S. 2 : « *Wir Ärzte können und müssen sehr viel von Herrn Gröning lernen, denn es ist an Hunderten von Fällen einwandfrei bewiesen, daß der kleine Gröning dort geholfen und völlig geheilt hat, wo die Wissenschaft und ärztliches Können bereits versagten. Nicht wie geheilt wird, sondern daß geheilt wird, das ist die These und Forderung des Tages.* »

[117] Pressekonferenz am Happinger Traberhof, Rosenheimer Zeitungsblitz, September 1949, S. 2 : « *Es gibt kein Recht, Grönings Heilmethode zu untersagen, da er ja vorwiegend dort hilft, wo bisher jede ärztliche Kunst erfolglos blieb. Wir Juristen werden einen gesetzlichen Weg finden, um Herrn Gröning so schnell als möglich ein freies Schaffen zu gewährleisten.* »

[118] ibid. : « *Den Ärzten rufe ich zu, lassen Sie mir diese armen Menschen, die Sie bereits abgeschrieben haben, denen Sie nicht mehr helfen können,*

Bien qu'il ne fût pas médecin, il désirait travailler en étroite collaboration avec le corps médical : « *Partout où je vais, il y a des milliers de gens que je dois et veux aider. Mais partout où je vais, je vois aussi surgir le mot "interdiction" ! Depuis le début, j'ai travaillé en collaboration avec deux médecins de renom qui pratiquaient un examen préalable, puis confirmaient la guérison de manière incontestable. C'est aussi de cette façon que l'on travaillera, conscients de nos responsabilités, dans les futurs établissements de soins. Ce que j'ai pu faire jusqu'à présent pour les malades ne représente que cinq pour cent de mes capacités. Malgré tout, je ne suis ni médecin ni docteur miracle. Je suis et reste le petit Gröning, un homme pauvre sur le plan financier, car je n'ai pas besoin d'argent et n'en demande pas. Ma richesse est la force curative divine qu'aucun homme ne peut me prendre.* »[119]

---

denn gerade bei diesen aussichtslosen Fällen sind bisher die ersten und größten Heilerfolge festzustellen gewesen! »

[119] Rosenheimer Zeitungsblitz, September 1949, S. 2 :

« Überall, wohin ich komme, sind Tausende von Menschen, denen ich helfen soll und will, überall aber auch, wohin ich komme, taucht das Wort Verbot auf! Ich habe von Anfang an mit zwei namhaften Ärzten zusammengearbeitet, welche die Voruntersuchung vornahmen und dann die Heilung einwandfrei bestätigt fanden. Auf diese Weise soll auch in den zu errichtenden Heilstätten verantwortungsvoll gearbeitet werden. Das, was ich bisher für die Kranken tun konnte, war nur fünf Prozent meiner Heilkraft. Trotzdem bin ich kein Arzt und Wunderdoktor, sondern ich bin und bleibt der kleine Gröning, ein armer Mann in finanzieller Hinsicht, denn ich brauche und nehme kein Geld. Mein Reichtum ist meine göttliche Kraft zu heilen, die mir kein Mensch nehmen kann. »

Le premier procès eut lieu en 1954, au chef d'avoir enfreint la loi qui régit les activités des guérisseurs ; Bruno Gröning fut acquitté, mais l'interdiction de soigner fut maintenue.

Et, pour une fois, il se fâche :

« A tous ces ignorants, ces incapables et ces vauriens tous les moyens ont été bons pour me déprécier en m'accusant d'exercice illégal de la médecine. D'une dogmatique de l'homme "Gröning" il n'a jamais été question puisque, d'après la loi fondamentale, la propagation d'une doctrine est libre et intouchable. »[120]

Pour sa défense, il déclara devant le tribunal de Munich, le 21 Juin 1956 : « *Il a été prouvé mille fois que des personnes qui ont suivi mes conseils ont retrouvé leur joie de vivre. Ceci est même prouvé de façon irréfutable par des rapports de police. J'ai des milliers de preuves que mes discours et professions de foi ont apporté à beaucoup de gens une toute nouvelle conception de la vie. Mon activité ne nuit pourtant à*

---

[120] zitiert in « Ausgesuchte Veröffentlichungen aus verschiedenen Bereichen psychowissenschaftlicher Forschung », Rolf Linnemann, S. 104 :

« All diesen Nichtwissern, Nichtskönnern und Nichtsgönnern ist bisher jedes Mittel recht gewesen, mich herabzuwürdigen, indem sie mich des Verstoßes gegen das Heilpraktikergesetz bezichtigten. Von einer Glaubenslehre des Menschen "Gröning" dürfte deshalb niemals die Rede sein, da nach dem Grundgesetz die Verbreitung jeder Lehre frei und auch untastbar sei. »

personne, au contraire, j'aide partout où l'aide a été refusée ! »[121]

Le précepte, qui doit être respecté par tout guérisseur, est de ne jamais empêcher un malade de consulter un médecin ni de l'inciter à suspendre un traitement médical. Bruno Gröning déclare l'avoir toujours respecté :

« *Quand un malade se sent en bonne santé en ayant accepté et suivi mon enseignement, je le prie de se faire confirmer son état de santé par un examen complet effectué par son médecin. Je ne déconseille à personne de consulter un médecin, au contraire, je conseille toujours d'aller voir un médecin et de lui faire confiance. Quand un malade a confiance en son médecin, cela aide aussi bien le malade que le médecin.* »[122]

---

[121] Vor Gericht, 21 Juni 1956, Ausgesuchte Veröffentlichungen, Rolf Linnemann :

« *Es ist tausendfach bewiesen, daß Leute, die meinem Rat folgten, ihres Leben wieder froh geworden sind. Das ist doch selbst durch polizeiliche Vernehmungen einwandfrei bewiesen. Ich habe Tausende Beweise dafür, daß meine Glaubensvorträge vielen Menschen eine ganz andere und neue Lebenseinstellung gaben. Ich füge doch mit meiner Tätigkeit niemand Schaden zu, im Gegenteil, ich helfe doch überall, wo die Hilfe versagt wurde!* »

[122] Vor Gericht, 21. Juni 1956, Artikel von Prof. Dr. W. Schiebeler, erschienen in der Zeitschrift "Wegbegleiter" Nr. 3, 2003, S. 16 : « *Wenn sich ein Kranker durch die Annahme und das Befolgen meiner Lehre wieder gesund fühlt, dann bitte ich ihn, sich seinen Gesundheitszustand durch eine gründliche Untersuchung von einem Arzt bestätigen zu lassen.Ich halte niemanden davon ab, einen Arzt zu Rate zu ziehen, im Gegenteil, ich rate immer, Ärzte aufzusuchen und Vertrauen zu haben. Wenn ein Kranker zu seinem Arzt Vertrauen hat, ist sowohl dem Kranken als auch dem Arzt geholfen* »

Les médecins font de leur mieux : « *Le médecin a fait lui aussi de son mieux. Mais il n'est pas donné aux médecins d'apporter à tous l'aide qu'ils attendent.* »[123]

Dans un discours qu'il prononça le 5 Octobre 1950 à Krailling près de Munich, Bruno Gröning déclarait qu'aucune loi humaine ne pouvait lui interdire d'exercer son don : « *L'an dernier, à Herford, j'ai dit, au moment où j'ai reçu l'interdiction écrite, qu'il n'y avait aucune loi humaine qui puisse m'interdire ce genre de choses. Pour moi, il ne peut être question que d'une loi : la loi divine et elle n'interdit pas cela.* »[124]

En Janvier 1958, il fut condamné par le tribunal de grande instance de Munich II à huit mois de prison avec sursis et 5000, – DM d'amende. Il alla en cassation. Mais il mourra avant que ne tombe le verdict.

Bruno Gröning décida alors de se consacrer uniquement aux cercles locaux de son association, pour transmettre à ses auditeurs la force morale qui leur permette de restaurer l'ordre à l'intérieur d'eux-

---

[123] Allocution de B. Gröning depuis le balcon du Traberhof, 31 Août 1949 – Ansprache vom 31. August 1949 vom Balkon des Traberhofes, Quelle : Dr. Kurt Trampler : « Die große Umkehr », S.101-104 : « *Der Arzt hat auch sein Bestes hergegeben, Ihnen zu helfen. Es ist aber den Ärzten nicht gegeben, allen die Hilfe zu bringen, die sie erwarten* »

[124] Conférence de B. Gröning à Krailling – Vortrag vom 5. Oktober 1950 in Krailling – Quelle : Freie Arbeitsgemeinschaft Stephanskirchen, S. 6-11 : « *Ich habe vergangenes Jahr in Herford, als ich das schriftliche Verbot erhielt, gesagt, daß es kein menschliches Gesetz gibt, mir derartiges zu verbieten. Für mich kommt nur ein Gesetz in Frage, und das ist das göttliche, und das verbietet es nicht.* »

mêmes : « *Depuis, je me mets à la disposition des communautés locales de l'Association Gröning et cela seulement en cercle restreint. Ce qui me tient à cœur maintenant, c'est de transmettre mes forces psychiques à mes auditeurs afin qu'ils puissent remettre de l'ordre en eux-mêmes.* »[125]

Quand il lui arrivait d'être encore abordé par des malades, il leur disait qu'ils devaient faire confiance à leurs médecins et qu'ainsi ils auraient déjà gagné au moins à 60 %.[126]

Le second mariage

Même en France il avait son Cercle d'Amis et aimait s'y entretenir avec les médecins.[127]

C'est d'ailleurs une Française, Josette Dufossé, dont il avait fait la connaissance cinq ans plus tôt, qu'il épousa le 25 Juin 1955, le divorce d'avec sa première femme ayant été prononcé en Mai.

Conscient qu'il n'avait rien à se reprocher, il disait comprendre malgré tout qu'à cause des événements

---

[125] Lebenslauf, S. 8 : « *Auch stelle ich mich seither nur noch im engeren Kreise den Orts-gemeinschaften des Gröning-Bundes zur Verfügung. Mein einziges Anliegen ist es, meinen Zuhörern jeweils seelische Kräfte zu vermitteln, um so in ihr Inneres Ordnung bringen zu können.* »

[126] ibid. : « *Wenn ich von Kranken angegangen werde, weise ich sie darauf hin, daß sie zu ihren Ärzten Vertrauen haben sollen und daß sie [...] schon mindestens zu 60 % gewonnen haben.* »

[127] c.v. - Lebenslauf, S. 8 : « *Auch in Frankreich habe ich meinen Freundeskreis. Insbesondere pflege ich mich dort des öfteren mit Ärzten zu besprechen* »

fâcheux survenus dans sa vie, il ait pu être mal jugé par les autorités.[128]

Un homme désintéressé

Pourtant, il n'a jamais cherché à tirer profit de ses dons : le journaliste Max Bruhn témoignait en 1956 de son désintéressement.

« *Déjà à l'époque, il ne pensait jamais à lui, mais toujours en premier aux autres et il était évident pour lui d'aider en toutes choses les personnes de son entourage et de leur donner force et courage.*

C'est ainsi que souvent il a renoncé non seulement à son sommeil mais aussi à tout profit, au bénéfice d'autres. Déjà à l'époque, beaucoup de malades s'adressaient à lui, souvent en pleine nuit. Et il n'a jamais demandé – quelle que soit la personne – un seul pfennig pour cela. Au contraire, quand il s'agissait de gens pauvres, il leur donnait le peu qui lui restait. Il refusait aussi les remerciements et avait coutume de dire : « Exprimez vos remerciements en aidant à votre tour d'autres personnes et en faisant le bien. »[129]

---

[128] ibid. : « *Ich bin mir bewußt, daß meine Handlungen nichts Rechtswidriges aufzuweisen haben, jedoch ist es mir verständlich, daß ich durch die in meinem Leben aufgetretenen sehr unliebsamen Vorkommnisse von den Behörden falsch beurteilt werden mußte.* »

[129] Okkulte Stimme Nr 1, Januar 1956, S. 22 :

« *Schon seinerzeit dachte er nie an sich, sondern immer zuerst an andere, hielt es für eine Selbstverständlichkeit, den Menschen seiner Umgebung in jeder Weise zu helfen und ihnen Kraft und Lebensmut zu geben. So manches Mal hat er nicht nur auf seinen Schlaf, sondern sogar auf seinen*

Il ne voulait pas de publicité : « *Je n'ai pas besoin de journaux ni de radio[…] Je ne veux pas être montré au monde, je ne désire qu'une chose :*

guérir les maladies des hommes. Je vois en cela mon devoir et ma vocation.

Jusqu'à présent je n'ai accepté d'argent de personne. Je n'ai pas de besoins et mes amis m'offrent le peu qu'il me faut. Je ne porte des vêtements que pour ne pas trop me distinguer des autres hommes. Si l'on m'a donné de l'argent, il m'a été remis et souvent je l'ai transmis à des pauvres gens et je continuerai à agir ainsi. Je ne ferai jamais commerce de ma force. »[130]

Il lui eut été facile de devenir riche et célèbre, car les propositions affluaient de l'étranger. Les dollars lui faisaient signe depuis l'Amérique où on lui proposait

---

Verdienst zugunsten anderer verzichtet. Schon damals wandten sich viele Kranke an ihn, oft mitten in der Nacht. Und er hat nie – ganz gleich wer es war, auch nur einen Pfennig dafür genommen. Im Gegenteil : wenn es sich um arme Leute handelte, gab er ihnen oft noch sein letztes Geld. Auch Dank wies er zurück, sagte immer : « Stattet euren Dank dadurch ab, indem ihr wiederum anderen Menschen helft und Gutes tut. »

[130] Témoignage de B. Gröning – Selbstzeugnis von Bruno Gröning, 1949, in : E.A. Schmidt, « Die Wunderheilungen des Bruno Gröning » S. 20 : « *Ich brauche keine Zeitungen und keinen Rundfunk […] Ich will nicht in die Welt hinausgetragen werden, ich will nur eines, die Krankheiten der Menschen heilen.Darin sehe ich meine Aufgabe und meine Berufung. Ich habe bisher von keinem Menschen Geld angenommen. Ich bin bedürfnislos, und das, was ich brauche, schenken mir meine Freunde gern. Ich trage Kleider nur, um mich nicht von den anderen Menschen zu sehr abzuheben. Wenn man mir Geld gegeben hat, so wurde es mir hingelegt. Oft habe ich dieses Geld an arme Menschen weitergegeben und werde es auch weiterhin tun. Ich werde nie ein Geschäft aus meiner Kraft machen.* »

de faire une tournée. Mais il résista à toutes les tentations : « *J'ai reçu ma force de Dieu pour aider tous les hommes sans distinction de religion ni de nationalité. Si je pars [...] à l'étranger, ce sera seulement dans le but de guérir là-bas de la même façon.* »[131]

Il promet à ses amis que, malgré tous les obstacles, il ne les laissera pas tomber, même si son devoir le conduit aux Etats-Unis.[132]

Les établissements de soins

Son projet de construire des établissements de soins dans d'autres pays, le seul qui l'eut vraiment interessé, fut contrecarré. « *Si tout va bien, je veux construire à partir d'ici, de cette cellule première, plusieurs établissements de soins, pour vous aider tous, en étroite collaboration avec les médecins.* »[133]

---

[131] Témoignage de B. Gröning – Selbstzeugnis, 1949 – in : « Bruno Gröning. Seine aufsehenerregenden Heilungen und sein tragisches Ende » von Prof. Dr. Schiebeler, S.16 : « *Ich habe meine Kraft von Gott erhalten, um allen Menschen ohne Ansehen auf ihre Religion oder Nationalität zu helfen. Wenn ich also [...] ins Ausland gehen werde, so nur aus dem Grunde, um dort ebenfalls zu heilen.* »

[132] zitiert in « Ausgesuchte Veröffentlichungen », Rolf Linnemann, S. 104 :
« *Allen meinen Freunden versichere ich, daß ich weiterhin helfen werde, sooft man mich ruft und benötigt. Trotz aller großen Widerstände und Hindernisse werde ich Sie niemals, auch dann nicht im Stich lassen, wenn mich meine Aufgaben nach den Vereinigten Staaten führen* »

[133] Discours de B. Gröning du 28 Septembre 1949 – Rede vom 28. September 1949, Rosenheimer Zeitungsblitz, Sonderausgabe September 1949, S. 2 : « *Ich will von hier aus, als der Urzelle, wenn alles glückt,*

Il ne s'agissait pas d'« hôpitaux », et il joue sur le mot allemand et l'image qu'il recèle : « Krankenhäuser », en indiquant que dans chaque maison se trouvent des malades : *« Je vous fais savoir que je suis sur le point d'ériger des établissements de soins pour le peuple bavarois et pour les autres si tant est qu'ils se trouvent sur le sol allemand. Mais ces établissements ne sont pas des hôpitaux [...] Aujourd'hui, on ne peut plus parler de « maisons de malades » et de « maisons d'habitation » puisqu'aujourd'hui il n'y a plus que des « maisons de malades ». Car, dans chaque maison où des gens croient se sentir bien, il y a des malades. Mais ceci doit prendre fin [...] Je vous annonce que beaucoup de médecins se sont déjà déclarés prêts à participer à cette grande œuvre divine. »*[134]

Mais il annonce que, dès que ces établissements seront construits en Allemagne, il devra partir à

---

mehrere Heilstätten in engster Zusammenarbeit mit den Ärzten errichten, um Ihnen allen zu helfen. »

[134] Discours de B. Gröning du 31 Août 1949 – Mitschrift einer Rede Bruno Grönings vom 31.8.1949 -Quelle : Dr Kurt TRAMPLER, « Die große Umkehr », S.101-104 : *« Ich gebe Ihnen von hier aus zu wissen, daß ich auf dem besten Wege bin, Heilstätten zu errichten, Heilstätten für das bayerische Volk und das übrige Volk, soweit es sich auf deutschem Boden befindet. Aber diese Heilstätten sind keine Krankenhäuser [...] Heute kann man nicht mehr von Krankenhäusern und Wohnhäusern sprechen, sondern heute gibt es nur noch Krankenhäusern. Denn in jedem Wohnhaus, wo Menschen glauben, sich wohl fühlen zu können, sind Kranke. Dieses aber muß einmal ein Ende haben [...] Ich gebe Ihnen bekannt, daß viele Ärzte sich bereit erklärt haben, an diesem großen, göttlichen Werk mitzuarbeiten. »*

l'étranger, pour apprendre à tous les hommes de quoi il s'agit.[135]

La Bavière est l'endroit où il fera sa dernière tentative, où il donnera la dernière estocade et si on ne lui accorde pas la liberté d'aider et de guérir, il se verra obligé, à son grand regret, de partir à l'étranger. La foule crie qu'il doit rester.[136]

En 1958, une décision de justice lui rendit impossible toute activité de guérisseur en Allemagne.

Comme Hahnemann, fondateur de la doctrine homéopathique, accueillie avec hostilité en Allemagne, il partit à Paris.

En Décembre 1958, il fut admis dans une clinique spécialisée dans le traitement du cancer (rue Henner) et y mourut, après deux opérations infructueuses, le 26 Janvier 1959.

---

[135] Discours de B. Gröning au Traberhof, Septembre 1949 - Abschrift des stenografischen Protokolls einer Rede Bruno Grönings von Anfang September 1949 am Traberhof bei Rosenheim, Freie Arbeitsgemeinschaft Stephanskirchen, S. 2 : « *Sobald ich diese Heilstätten in Deutschland errichtet habe, ist es nicht mehr notwendig, daß ich unter Ihnen weile. Überall, auch im Ausland, muß ich es allen Menschen zu wissen geben, worum es geht.* »

[136] Discours de B. Gröning du 31 Août 1949 - Mitschrift einer Rede von Bruno Gröning vom 31. 8. 1949 - Quelle : Dr Kurt TRAMPLER, « Die große Umkehr » S. 101-104 : « *Ich gebe Ihnen zu wissen, warum ich nach Bayern gekommen bin. Bayern ist der letzte Versuch, der letzte Stoß, den ich hier in Deutschland tue. Das heißt : Wenn man mir nicht die Genehmigung, nicht die Freiheit gibt, Menschen zu helfen und zu heilen, dann bin ich gezwungen, so leid es mir tut, ins Ausland zu gehen. Ich glaube nicht, daß Sie es so eben wollen. Rufe : das Volk will, daß er hier bleibt* »

Il avait déclaré peu de temps auparavant : « *Si l'on m'interdit d'agir, je brûlerai intérieurement.* » [137]

Son épouse Josette qui l'avait accompagné, fit en sorte qu'il soit incinéré au crématorium de Paris. L'urne fut inhumée dans un cimetière de Dillenburg.

---

137 « Die letzten Stationen » bruno-groening.org : « Wenn man mir das Wirken verbieten wird, verbrenne ich innerlich »

Deuxième partie

Sa philosophie, sa doctrine et ses méthodes

Le « Docteur miracle »

Il y a cinquante ans, un homme fit du jour au lendemain la une des journaux, en tombant en même temps sous le feu croisé des autorités.

C'était dans ces années tristes de l'après-guerre. L'Allemagne devait payer un lourd tribut et était déchirée en deux parties. Le peuple allemand, bombardé et décimé, souffrait de privations et des centaines de milliers de sinistrés avaient tout juste de quoi vivre.

C'est alors qu'on apprit soudain qu'il y avait peut-être un espoir : un certain Bruno Gröning s'avérerait être un guérisseur-miracle et serait là pour tous sans demander ni formalités ni argent. Des dizaines de milliers de personnes affluèrent vers lui et furent témoins de ce qu'annonçaient la rumeur et la presse.

Qui était donc cet homme qui semblait sortir de nulle part et déclenchait les plus grandes controverses ?

En son temps, Bruno Gröning ne faisait pas l'unanimité : les uns l'appelaient « Le Docteur Miracle », les autres ne voyaient en lui qu'un charlatan car il ne pouvait fournir aucune preuve de formation médicale ou théologique.

Les sceptiques qualifiaient ses pratiques d'hypnose et de suggestion collective.

Il ne correspondait pas au cliché du Saint ou du Maître spirituel.

« *Je suis un homme du même sang que vous. Quand je me coupe en me rasant, je saigne comme tous les mortels. J'ai seulement un peu plus souffert que la plupart des hommes.* » [138]

Il était de petite taille : tout juste 1,70 m et aimait se nommer lui-même : le « petit Gröning » : « *Vous n'avez pas besoin de croire au petit Gröning, mais vous devez avoir confiance en moi.* »[139]

Il venait du monde ouvrier dont il parlait le langage et pouvait de ce fait se faire comprendre de tous. D'après lui, la parole coulait de sa bouche sans effort de sa part.[140]

---

[138] Témoignage de B. Gröning – Selbstzeugnis von Bruno Gröning, 1949, E.A. Schmidt, « Die Wunderheilungen des Bruno Gröning », S. 20 : « *Ich bin ein Mensch aus gleichem Blut wie Sie. Wenn ich mich beim Rasieren schneide, blute ich wie jeder Sterbliche. Ich habe nur mehr gelitten als die meisten Menschen.* »

[139] Discours de B. Gröning au Traberhof – Rede vom 28. September 1949 auf dem Happinger Traberhof, Rosenheimer Zeitungsblitz, Sonderausgabe, September 1949, S. 3 : « *Sie brauchen nicht an den kleinen Gröning zu glauben, aber Zutrauen müssen Sie zu mir haben.* »

[140] Témoignage de B. Gröning – Selbstzeugnis von Bruno Gröning, 1949, E.A. Schmidt, « Die Wunderheilungen des Bruno Gröning », S.

Il faisait des fautes de grammaire et était conscient de ces insuffisances, mais il employait toujours un langage très imagé : « *Il y a quelques personnes qui croyaient que je voulais leur prendre leur tartine. Je ne prends le pain de personne, je veux au contraire mettre quelque chose dessus. Car ils doivent tous vivre et même bien vivre.* »[141]

Il utilisait même tout naturellement certaines figures de style, afin de convaincre son auditoire : « *er war rat – und tatlos* »[142], « *nichts verlangen, sondern erlangen* »[143], « *also nicht verhandeln, sondern handeln* »[144], « *Da ist er geschützt, und da ist er gestützt* ».[145]

Il n'était pas exigeant, n'avait pas beaucoup de besoins, dormait et mangeait très peu. « *Je ne suis pas exigeant, comme c'est le cas de bien peu de gens. J'ai*

---

20 : « *Die Rede kommt aus meinem Munde, ohne jede Anstrengung meinerseits. Sie fließt von selbst.* »

[141] Discours de B. Gröning du 31 Août 1949 – Mitschrift einer Rede Bruno Grönings vom 31.8.1949, Quelle : Dr Kurt Trampler, « Die große Umkehr », S.101-104 : « *Das sind einzelne Menschen, die glaubten, daß ich ihnen das Butterbrot nehmen wollte. Ich nehme niemandem das Brot, ich will ihnen im Gegenteil noch etwas darauf geben. Denn sie alle sollen leben, sogar gut leben.* »

[142] Pour les quatre citations suivantes, impossible de rendre dans une traduction l'effet escompté. Discours de B. Gröning à Pirmasens – Vortrag von Bruno Gröning, Pirmasens, 1957, S. 8

[143] Discours de B. Gröning à Munich, le 15 Septembre 1950 – Vortrag Bruno Grönings vom 15.9.1950 in München, S. 10

[144] Discours de B. Gröning à Pirmasens, 1957 – Vortrag von Bruno Gröning, Pirmasens, 1957, S. 13

[145] ibid., S. 10

passé toute une année à dormir par terre sans rien sur moi, presque mort de soif et de faim. Je n'avais plus que la peau et les os. J'ai refusé tout médecin, toute aide humaine et ne me suis soumis qu'aux ordres de notre Seigneur. Et quand je me suis levé, un an après, mon corps était guéri. »[146]

Heinz Bongartz, qui a partagé sa vie pendant quelque temps, le confirme : « *Gröning vit une vie tout-à-fait simple et sans prétention. Il mange habituellement peu, mais absorbe beaucoup de liquide. Le fait qu'il préfère le café en grains n'est pas décisif. Mais il ne supporte pas l'alcool.* »[147]

Il raconte qu'il n'a jamais d'exigences, qu'il n'y a qu'un domaine dans lequel il ne connaisse aucune mesure, c'est le tabac.[148]

Bruno Gröning disait que cela lui était nécessaire,

---

[146] Témoignage de B. Gröning – Selbstzeugnis von Bruno Gröning 1949, in : E.A.Schmidt « Die Wunderheilungen des Bruno Gröning » S. 2 : *« Ich bin bedürfnislos wie wenige Menschen. Ich habe ein ganzes Jahr lang ohne ein Kleidungsstück auf der nackten Erde geschlafen, gedürstet und gehungert. Mein Körper bestand nur mehr aus Haut und Knochen. Ich habe jeden Arzt und jede menschliche Hilfe verweigert und mich nur dem Befehle unseres Herrgotts unterworfen. Und als ich nach einem Jahr aufstand, war auch mein Körper wieder gesund. »*

[147] Revue Nr. 31, 11.September 1949, S. 19 : « Gröning lebt ein gänzlich einfaches und anspruchsloses Leben. Er ißt ungewöhnlich wenig, nimmt dagegen viel Flüssigkeit zu sich, wobei die Tatsache, daß er Bohnenkaffee bevorzugt, keinerlei entscheidende Rolle spielt. Gegen Alkohol ist er ausgesprochen empfindlich »

[148] ibid. : *« Er stellt niemals irgendwelche Ansprüche. Nur in einem kennt er kein Maß, im Rauchen »*

bien que les médecins aient cherché à lui prouver que le tabac pouvait diminuer sa force curative.[149]

… Cette force curative qui semblait pourtant illimitée. Il était d'ailleurs capable de travailler jour et nuit et de récupérer en quelques heures.[150]

Cela ne semblait pas impressionner les journalistes qui avaient entendu parler des techniques de yoga ou de training autogène qui permettent de se ressourcer très rapidement. Ces quelques heures de sommeil, il les prenait là où il se trouvait, que ce soit dans un lit ou sur un banc, tant il était peu exigeant dans ce domaine, ainsi qu'en toutes choses.[151]

Il reconnaît dans son curriculum vitae qu'il fume et boit beaucoup de café : « *Ne soyez pas offusqués que je fume en prononçant le mot "Dieu". La cigarette fait partie du peu que je m'accorde. Le café est pour moi un*

---

[149] ibid. : « *Bei sich hält er es für notwendig, obwohl die Wissenschaftler ihm nachzuweisen suchen, daß er damit seine Kraft zu heilen herabsetze* »

[150] ibid. : « *Diese Kraft scheint vorerst jedoch unbeschränkt. Er ist […] in der Lage, für einen gewissen Zeitraum Tag und Nacht zu arbeiten und sich dabei mit wenigen Stunden Schlaf zu begnügen…*

[151] Revue Nr 31, 11. September 1949, S. 19 : « *Auch das ist keine ungewöhnliche Erscheinung, weil derjenige, der z.B. das autogene Training der indischen Yoga beherrscht, durch Lernen ohne Begabung jederzeit in der Lage ist, sich für einige Stunden in einen Tiefschlaf zu versetzen, der viele andere versäumte Schlafstunden wettmacht. Die wenigen Stunden seines Schlafes verbrachte Gröning da, wo ihm gerade eine Schlafstätte geboten wurde, sei es im Bett oder auf einer Bank, von Natur anspruchslos wie in allen anderen Dingen* »

aliment. Mais je vais m'efforcer d'arrêter de fumer. »[152]

Il refusait d'entendre la description des maux de ses patients, car il était capable de percevoir tout ce qui les faisait souffrir.[153]

Il « voyait » ce qui se passait dans le corps et déclenchait la guérison en prononçant simplement quelques paroles ou en faisant quelques gestes, sans examiner les malades, ni même les toucher. « *Devant mon œil intérieur, je vois, à toute heure du jour et de la nuit, des choses que personne d'autre ne peut voir.* »[154]

Le bien et le mal

Bruno Gröning était toujours écartelé entre deux forces contraires : « *Malgré ma bonté, je suis un homme prisonnier qui est entouré de toutes parts et poursuivi par des personnes cherchant de l'aide qui ont confiance en*

---

[152] Témoignage de B. Gröning-Selbstzeugnis 1949, E.A. Schmidt : « Die Wunderheilungen des Bruno Gröning », S. 20 « Stoßen Sie sich nicht daran, daß ich, während ich das Wort "Gott" spreche, rauche. Die Zigarette gehört zu dem wenigen, was ich mir gönne. Den Kaffee gebrauche ich als Nahrungsmittel. Aber ich will mich bemühen, das Rauchen zu unterlassen. »

[153] Discours de B. Gröning du 28 Septembre 1949 – Rede vom 28. September 1949, Rosenheimer Zeitungsblitz, Sonderausgabe – September 1949 : « *Sie brauchen mir Ihre Leiden nicht aufzuzählen, ich sehe durch Sie hindurch und weiß alles von Ihnen!* »

[154] Témoignage de B. Gröning – Selbstzeugnis – E.A. Schmidt, « Die Wunderheilungen des Bruno Gröning », S. 20 : « *Vor meinem inneren Auge sehe ich zu jeder Tages – und Nachtzeit Dinge, die sonst kein Mensch sieht.* »

moi, mais aussi par d'autres qui veulent m'anéantir. »[155]

Son enseignement reflète une image dualiste, presque machiavélique du monde, qui se forgea en lui dès l'enfance : « *Dès mon enfance, je constatai que le bon chemin divin était pratiquement vide ; de ci de là, je rencontrai un homme bon. Cette constatation me laissait très perplexe.* »[156]

C'était un solitaire, un "original" que l'on jugeait égoïste et têtu.

« *Déjà, quand j'étais enfant, je me révoltais contre toutes les méchancetés. Je ne pouvais tout simplement pas les supporter. Tout en moi s'y opposait. On disait à l'époque que j'étais un original qui ne pensait qu'à imposer sa volonté.* »[157]

C'est dans la nature qu'il fit l'expérience du bien et du mal :

---

[155] Discours de B. Gröning du 28 Septembre 1949 à Rosenheim - Rede vom 28. September 1949, Rosenheimer Zeitungsblitz, September 1949, S. 2 : « *Trotz meiner Güte bin ich ein gefangener Mensch, der überall umringt und verfolgt wird von hilfesuchenden Menschen, die Vertrauen zu mir haben, aber auch von solchen, die mich vernichten wollen* »

[156] Texte manuscrit de B. Gröning, 1949 - Handschriftlicher Text von Bruno Gröning aus dem Jahre 1949, Quelle : Freie Arbeitsgemeinschaft, Stephanskirchen Nr. 06/07, S. 8 : « *Schon seit meiner Kindheit machte ich die Feststellung, daß der gute göttliche Weg fast leer war; hin und wieder traf ich einen guten Menschen an. Dieses machte mich sehr stutzig.* »

[157] Interview pour le journal « Das Neue Blatt » - Zeitungsinterview für « Das Neue Blatt », 9. Mai 1957 : « *Schon als Kind sperrte ich mich gegen alle Bösartigkeiten. Ich konnte sie einfach nicht erdulden. Alles wehrte sich in mir dagegen. Man nannte mich wohl auch damals bereits einen Eigenbrötler, der starrköpfig seinen Willen durchsetzen wollte.* »

« Je m'engageai plus avant sur un large chemin forestier. Je n'y rencontrai aucun homme mais d'autant plus d'animaux, des animaux de toutes sortes. Ceux-ci étaient très peureux au début, ce qui me rendit aussi très perplexe. C'est alors seulement que je fis la distinction entre le bien et le mal. »[158]

Mais c'est au sein de cette même nature qu'il prit conscience du caractère divin de chaque être vivant : *« J'allai de plus en plus loin et j'eus une intuition très claire : je vis la nature, chaque animal, moi-même et chaque être humain comme un être divin sur cette terre dont je ressentais aussi le caractère divin. »*[159]

La découverte de Dieu eut donc lieu dans la nature : *« C'est alors que je reçus cette idée : Dieu et je me dis : Dieu, comme on est bien auprès de toi, c'est là que je veux rester, toujours. A la maison, chez mes parents, comme chez les autres gens, ce n'est pas aussi bien ni aussi calme.*

---

[158] Texte manuscrit de B. Gröning, 1949 – Handschriftlicher Text von Bruno Gröning aus dem Jahre 1949, Freie Arbeitsgemeinschaft, Stephanskirchen, Nr 06/07, S. 8 : « *Ich ging weiter und weiter und mußte einen weiten Waldweg durchstreifen. Hier begegnete ich keine Menschen, dafür aber desto mehr Tiere, Tiere aller Art. Diese waren anfangs sehr ängstlich, was mich ebenfalls sehr stutzig machte. Erst jetzt kam die Erkenntnis zwischen Gut und Böse* »

[159] Texte manuscrit de B. Gröning, 1949 – Handschriflicher Text von Bruno Gröning aus dem Jahr 1949, Freie Arbeitsgemeinschaft Stephanskirchen, Nr 06/07, S. 8 : « *Ich ging weiter und weiter und habe hierbei ein ganz klares Bild. Die Natur, die Tiere, mich und die Menschen sah ich als ein göttliches Wesen auf dieser Erde, die ich auch göttlich empfand.* »

La plupart des gens sont très méchants. »[160]

Très jeune, il vit que le mal était entré dans le corps des hommes : c'était ce qu'ils appelaient "maladie" : « *A partir de là – mon corps devait avoir deux ans et demi – je fus attiré vers les hommes qui étaient possédés par le mal. Le mal avait dégradé le corps et c'est ce que les gens appellent "maladie".*

[…]Je fus donc directement attiré par les malades car, dans tous les logements où je faisais mon apparition, il y avait des personnes malades, auxquelles je disais seulement à chaque fois : tu n'es plus malade. Ou bien, quand certains déclaraient : il va mourir, je disais simplement : non, il n'est pas près de mourir, il va guérir ! Je ne restais pas longtemps auprès de chaque malade, je m'en approchais et disais brièvement, tout bas, ce que je viens d'énoncer, puis disparaissais aussi vite que j'étais venu. »[161]

---

160 ibid : « *Hierbei erhielt ich den Gedanken : Gott, und sagte so vor mich hin : Gott wie ist es doch gut bei dir, hier will ich immer bleiben. Zu Hause bei meinen Eltern, wie auch bei den anderen Menschen, ist es nicht so schön, auch nicht so ruhig. Die meisten Menschen sind sehr böse* »

161 ibid : « *Von hier ab, mein Körper war gut zweieinhalb Jahre alt, zog es mich zu den Menschen, die von dem Bösen überwältigt waren. Das Böse hatte den Körper, was Menschen Krankheit nennen, abgebaut […] So wurde ich von Kranken direkt angezogen, denn in allen Wohnungen, wo ich plötzlich auftauchte, waren kranke Menschen, zu denen ich immer wieder nur sagte : du bist doch nicht mehr krank. Oder aber, wenn einige von diesen sagten : er wird sterben, da sagte ich kurz : nein, der stirbt noch lange nicht, gesund wird er werden!Bei jedem Kranken war ich nur ganz kurz, indem ich mich dem Kranken näherte und das schon Erwähnte kurz und leise dem Kranken sagte, worauf ich jedes Mal blitzschnell verschwand.* »

Le retour à la nature

Il ne se sentait bien que dans la nature. La terre était sa maison, la maison créée pour l'homme. Et le ciel en était le toit.[162]

Il pensait que l'homme s'était éloigné de la nature, en croyant pouvoir s'affirmer par lui-même : « *Il y a des siècles, l'homme s'est détourné de la nature et de la foi en notre Seigneur. Chacun a cru pouvoir s'affirmer seul. On se disait : « Maintenant, nous sommes sur cette terre, nous nous organisons comme nous voulons et nous saurons bien nous en sortir » Mais je vous fais savoir que personne ne peut être aidé sans notre Seigneur. Lui seul est et reste notre père, lui seul est et reste le plus grand médecin de tous les hommes !* »[163]

---

[162] Discours de B. Gröning du 15 Septembre 1950 à Munich – Abschrift eines Vortrags Bruno Grönings vom 15. 9. 1950 in München bei Heilpraktiker Eugen Enderlin, S.4 : « *Wohlfühlen kann ich mich nur in Gottes freier Natur… Ich sehe diese Erde als ein Haus an; das Haus, das für den Menschen geschaffen…. Das Dach ist der Himmel* »

[163] Discours de B. Gröning du 31 Août 1949 – Mitschrift einer Rede Bruno Grönings vom 31.8.1949 – Quelle : Dr Kurt TRAMPLER « Die große Umkehr », S. 101 – 104 : « *Der Mensch ging vor Jahrhunderten den Weg ab von der Natur, von dem Glauben an unseren Herrgott. Jeder glaubte, sich allein behaupten zu können. "Jetzt sind wir auf dieser Erde, jetzt richten wir uns ein, wie wir das wollen, und wir werden uns schon zu helfen wissen", glaubte jeder. Aber ich gebe Ihnen zu wissen, daß niemandem geholfen werden kann ohne unseren Herrgott. Er allein ist und bleibt unser Vater, er allein ist und bleibt der größte Arzt aller Menschen!* »

L'homme a voulu être seul, séparé, et ne pas être dérangé : il s'est isolé.[164]

Et ses créations sont artificielles, alors que tout existe à l'état naturel, bien plus beau, plus grand, plus simple.[165]

On a cru, selon lui, pouvoir tourner le dos à la nature, en gravissant les marches de la culture : « *On a cru pouvoir se distinguer les uns des autres en tournant le dos à la nature et en gravissant les marches de la culture. C'est là l'erreur. Tout est là. C'est ce qui manque à l'homme : la nature ! Retournons à la nature !* »[166]

L'ésotérisme fait souvent référence à un « âge d'or » où l'être humain possédait une connaissance qui se serait ensuite diffractée à travers les différents courants religieux. Selon les gnostiques (deuxième – quatrième siècle après J.C.), à l'origine du monde physique il y aurait un Dieu ineffable et un Démiurge mauvais et le

---

[164] Discours de B. Gröning du 15 Septembre 1950 à Munich – Abschrift eines Vortrags Bruno Grönings vom 15. 9. 1950 in München bei Heilpraktiker Eugen Enderlin, S. 4 : « *Sie wollten allein sein; sie wollten getrennt sein ; sie wollten nicht gestört werden.* »

[165] ibid., S.5 : « *So ist der Mensch seinen Weg gegangen, indem er nur alles künstlich erzeugt hat. All das, was es bis heute gibt, was von Menschenhand geschaffen, gibt es auch auf dem natürlichen Weg; nur natürlich gesehen, viel besser, größer und einfacher.* »

[166] Discours de B. Gröning du 31 Août 1949, du balcon du Traberhof – Rede Bruno Grönings vom 31 August 1949 vom Balkon des Traberhofes, S. 1 : « *Man hat geglaubt, einer könnte sich vom andern unterscheiden, indem er der Natur den Rücken kehrt und die Stufen der Kultur besteigt. Da liegt der Fehler. Da liegt alles. Das ist es, was dem Menschen fehlt : Die Natur ! Zurück zur Natur!* »

monde serait le siège de l'affrontement entre les forces du Mal, du côté de la matière, et les forces du Bien, du côté de l'esprit. Seule la connaissance, « gnôsis » en grec, transmise par initiation (retour à l'état initial), permettrait à l'homme de prendre conscience de sa nature profonde, habitée de l'étincelle divine.

La foi

Peu importe la religion, l'essentiel serait de retrouver le chemin de la foi : « *Moi-même, je ne demande pas à quelle religion, à quelle nation telle personne appartient. L'essentiel c'est qu'elle porte le Seigneur dans son cœur. Mais celui qui a perdu la foi et veut obtenir l'aide de Dieu, doit retrouver le chemin de la foi en notre Seigneur. Celui qui a trouvé le chemin, qui croit et se sent obligé de suivre exactement cette foi, celui là recevra de l'aide.* »

Car l'homme se serait éloigné du chemin divin et ne pourrait donc plus prétendre recevoir de l'aide.[167]

Et, pour insister sur ce désarroi, il use de répétitions et de jeux de mots qu'il est difficile de rendre en français : « *Jetzt ist er hilflos, jetzt ist er ratlos, jetzt ist er tatlos geworden.* » : « *Il est*

---

[167] Discours de B. Gröning « Que je puisse m'adresser à vous aujourd'hui par ce micro… », non daté – Rede von Bruno Gröning : « Daß ich heute über das Mikrophon zu Ihnen spreche… », undatiert, S. 3 : « *Weil der Mensch tatsächlich vom wahren göttlichen Glauben abgekommen ist, hatte er keine Hilfe mehr zu erwarten.* »

maintenant désarmé, désemparé, comme paralysé ».[168]

Il ne suffit pas, selon lui, de fréquenter les églises, il s'agit de prouver sa foi « en aimant ses ennemis plus que soi même »... : « *Si vous affirmez tout le temps que vous êtes croyant et si vous pensez que, quand vous vous rendez dans la maison de Dieu et priez, vous avez tout fait, c'est une erreur. Il est nécessaire non seulement d'exprimer sa foi en paroles mais aussi de la prouver par des faits : aimez vos ennemis plus que vous-mêmes.* »[169]

L'homme devrait être égoïste, ne serait-ce qu'une fois dans sa vie, en souhaitant pour lui-même de retrouver la santé grâce à la foi : « *Le petit mot égoïsme est connu de tous. L'homme ne doit être égoïste qu'une fois dans sa vie, en retrouvant le bien qu'il a perdu, la santé. Mais n'a le droit d'y accéder que celui qui a déjà la foi divine en lui et vit avec elle.* »[170]

---

[168] ibid.

[169] Discours de B. Gröning du 5 Octobre 1950 à Krailling près de Munich - Rede vom 5.10.1950 in Krailling bei München, S. 1 :
« *Wenn Sie immer wieder von sich behaupten, daß Sie gottgläubig sind und meinen, wenn Sie ins Gotteshaus gehen und beten, dann hätten Sie alles getan, dann ist das ein Irrtum. Es ist nötig, den Glauben nicht nur in Worten auszudrücken, sondern ihn tatsächlich zu beweisen : Liebet Eure Feinde mehr wie Euch selbst* »

[170] Discours de B. Gröning du 31 Août 1949 - Mitschrift einer Rede Bruno Grönings vom 31.8.1949 - Quelle : Dr Kurt TRAMPLER « Die große Umkehr », S. 101-104 : « *Das Wörtchen Egoismus ist Ihnen allen bekannt. Egoist soll der Mensch nur einmal im Leben sein, indem er das verlorene Gut, die Gesundheit, wieder in sich aufnimmt. Berechtigung und einen Anspruch hat nur der, die Gesundheit zu erhalten, der bereits den göttlichen Glauben in sich hat und mit ihm lebt.* »

Bruno Gröning était irrésistiblement attiré par les personnes souffrantes : « *Etrangement, les maladies et les personnes souffrantes m'attiraient déjà à l'époque. C'était une attirance particulière qui m'entraînait vers elles. Bizarrement, ces personnes malades se sentaient mieux en ma présence. Et, plus d'une fois, j'ai entendu : « Reste ici, mon garçon, tu me fais oublier mes souffrances.* »[171]

Et quand il donnait son point de vue sur l'évolution de l'état d'un malade, on lui demandait d'où lui venaient ces idées : « *A l'époque, il arriva aussi que je m'oppose à l'entourage d'un malade et aux médecins avec impertinence : « Lui, il va guérir ! Mais cette autre personne n'y parviendra pas ! » On hochait la tête en me demandant comment j'en arrivais à de telles conclusions. Mais je ne pouvais donner aucune réponse. Je ressentais cela simplement en moi.* »[172]

C'est à partir de ce moment que commencèrent à se développer ses connaissances et sa foi : « *C'est à*

---

[171] Interview pour le journal « Das Neue Blatt » – Zeitungsinterview für « Das Neue Blatt », 9. Mai 1957 : « *Seltsamerweise zogen mich schon damals immer wieder Krankheiten und leidende Menschen an. Es war ein einzigartiger Sog, der mich zu ihnen führte. Seltsamerweise fühlten sich diese kranken Menschen aber in meiner Gegenwart wohler.Und mehr als einmal mußte ich hören :'Bleib hier, mein Junge, du läßt mich meine Schmerzen vergessen'.* »

[172] ibid. : « *Damals geschah es dann auch, daß ich vorlaut Bekannten und Ärzten gegenüber äußerte :'Der wird wieder gesund! Der andere aber schafft es nicht!' Man schüttelte den Kopf und fragte mich, wie ich zu dieser Ansicht käme.Aber darauf konnte ich keine Antwort geben. Ich fühlte es eben so in mir* »

partir de ce moment que sont nées en moi, à la suite de ces pensées, les connaissances et la foi qui ont pris racine et sont devenues de plus en plus grandes et fortes. Et cela, personne ne peut me le prendre, encore moins aujourd'hui. »[173]

« Plus tard, je remarquai que j'étais capable d'aider non seulement une personne mais plusieurs malades en même temps et que ce – disons mode de traitement – m'était très facile. »[174]

Le « lâcher-prise »[175]

Gröning exhortait ses auditeurs à ne pas penser à la maladie, à ne pas la « retenir » : « *Vous tous, les uns et les autres, vous ne devez pas vous accrocher à votre maladie, vous ne devez pas y penser aussi fort, mais au contraire lâcher prise [...] Aussi longtemps que vous resterez attachés à votre maladie, je n'aurai pas le droit d'intervenir.* »[176]

---

[173] Texte manuscrit de B. Gröning – Handschriflicher Text von Bruno Gröning, Freie Arbeitsgemeinschaft, Stephanskirchen, Nr 06/07, S.9-11 : « *Von diesem Zeitpunkt an sind aus den Gedanken auch die Erkenntnisse, der Glaube entstanden und dieser hat Wurzeln gefasst, ist immer größer und stärker geworden, den mir heute erst recht kein Mensch mehr nehmen kann.* »

[174] ibid. : « *Später merkte ich, daß ich zur gleichen Zeit nicht nur einem Einzelnen, sondern auch mehreren Kranken zu helfen imstande war und daß diese, sagen wir Behandlungsart, für mich gar nicht schwierig war.* »

[175] « loslassen » ou « locker lassen »

[176] Discours de B. Gröning du 31 Août 1949 – Mitschrift einer Rede Bruno Grönings vom 31.8.1949 – Quelle : Dr Kurt TRAMPLER : « Die große Umkehr », S. 101-104 : « *Es soll nur der eine oder andere seine Krankheit nicht festhalten, nicht so stark daran denken, sondern locker*

Le « lâcher-prise » est le contraire du contrôle : c'est agir tout en n'étant pas attaché au résultat.

Un outil particulièrement puissant nous permet de prendre cette distance par rapport aux jeux de notre ego. Les grandes traditions spirituelles et religieuses s'y sont référées et l'ont préconisé comme le vecteur suprême de l'énergie pure.

C'est le souffle. En effet, grâce à l'observation de la respiration, il est notre meilleur allié. En observant le va-et-vient du souffle, en développant la conscience du souffle, nous faisons l'expérience directe de ce qu'est l'espace de la conscience. Nous ne pouvons pas être à la fois dans la conscience du souffle et dans le mental. Et, lorsque l'on respire correctement, on peut sentir que l'on respire l'énergie autant que l'air. Ce qui nous permet de contacter nos dimensions les plus élevées.

Le « courant guérisseur »

Bruno Gröning n'utilisait ni médicaments, ni instruments, ni appareils.[177]

Tout repose, dans son enseignement, sur ce qu'il nommait le « courant guérisseur » : « *Le courant*

---

lassen [...] Solange er an seiner Krankheit festhält, habe ich keine Berechtigung, daranzugehen. »

[177] Discours de B. Gröning à Munich, le 15 Septembre 1950 – Abschrift eines Vortrags Bruno Grönings vom 15. 9. 1950 in München bei Heilpraktiker Eugen Enderlin, S. 7 : « *Ich habe weder Medikamente, noch Instrumente, noch habe ich Apparate* »

guérisseur est autour de nous et chacun peut le capter quand il en a besoin. »[178]

« *Recevez-le,* disait-il, *laissez-le traverser votre corps et vous constaterez que la santé revient avec lui.* »[179]

Quand le courant guérisseur circule dans l'organisme, il rencontre des organes atteints et entraîne le processus de guérison que M. Gröning comparait à un nettoyage intérieur du corps donnant une sensation de force, de renaissance.

Comment ne pas penser au « yoga », mot dont l'étymologie porte la notion de « jonction » entre matière et éther, qui induit donc une libération grâce au souffle reliant l'homme à sa divinité.

« Spiritus » en latin qui signifie le souffle, la respiration, est à l'origine des mots français : « esprit », « spiritualité ». Le « souffle » est à comprendre dans ce sens étymologique de « vie de l'esprit, de l'âme ». Dans la philosophie hindoue, il est associé au vent purificateur. Dans la Genèse, par son « souffle créateur », Dieu donne vie à l'homme.

C'est le « khâ » égyptien, le « chi » chinois, mot dont le premier sens est simplement le « vent », le

---

[178] Discours de B. Gröning à Munich – Abschrift eines Vortrags Bruno Grönings vom 15. 9. 1950 in München bei Heilpraktiker Eugen Enderlin, S. 9 : « *Der Heilstrom ist um uns und jeder kann ihn sich holen, wenn er ihn braucht. So wie die Radiowellen da sind, so ist auch der Heilstrom da, rund um die Uhr und zu jeder Zeit* »

[179] ibid. : « *Nehmen Sie ihn auf; lassen Sie ihn durch Ihren Körper ziehen, und dann werden Sie feststellen, daß dabei die Gesundheit auch eingeht.* »

« prana » chez les indo-européens, le « ha » hawaïen et le « hado » japonais, ondes vibratoires porteuses de vie, d'harmonie et d'épanouissement. C'est une énergie universelle qui est à l'origine de notre monde.

Bruno Gröning comparait l'être humain à un émetteur – récepteur fonctionnant avec des batteries et il file la métaphore en assimilant le « courant guérisseur » aux ondes-radio : « *Après cela, je voudrais faire remarquer que le courant guérisseur, exactement comme l'onde – radio est invisible à l'œil humain. En tant qu'émetteur, je ne peux jamais accorder le droit à un homme de me demander quelque chose. J'envoie le courant guérisseur que le malade peut aussi recevoir.* »[180]

Le « petit mécanicien » va rétablir la connection : « *D'autre part, je me trouve devant vous, tel un petit mécanicien ; je suis venu pour rétablir la connection au vrai chemin divin.* »[181]

Ainsi l'homme sera « téléguidé ».[182]

---

[180] Texte de B. Gröning – Text von B. Gröning vom 2. 7. 1950, S. 2 : « *Bemerken möchte ich zu all dem, daß die Heilwelle, genau wie die Rundfunkwelle für jedes Menschenauge unsichtbar ist. Als Sender kann ich niemals den Menschen das Recht einräumen, von mir etwas zu verlangen. Ich sende die Heilwelle, die auch der Kranke empfangen kann.* »

[181] Discours de B. Gröning à Krailling – Rede vom 5.10.1950 in Krailling bei München, S. 2 :
« *Auf der anderen Seite stehe ich vor Ihnen als ein kleiner Mechaniker; ich bin gekommen, Ihnen die Verbindung zu dem wahren göttlichen Weg wieder herzustellen* »

[182] "*ferngesteuert*" (Conférence de B. Gröning à Munich – Vortrag Bruno Grönings vom 15. September 1950 in München, S.7)

Il compare l'être humain à une ampoule qui doit être alimentée par le courant produit par la centrale électrique : « *Prenons un exemple : l'ampoule doit, pour remplir sa fonction et justifier son existence, être reliée à une centrale et au courant électrique. Dans ce cas, il s'agit alors d'une centrale électrique. Et alors, une coupure peut être provoquée à tout instant par des mains méchantes et l'ampoule n'a plus sa raison d'être.* »[183]

Il envoie l'onde guérisseuse et le corps humain peut la recevoir, même à distance. Comme s'il avait raconté trente ans auparavant qu'il existait une petite caisse dans laquelle on pouvait parler et entendre ce que quelqu'un disait à Berlin ou ailleurs. On aurait dit alors qu'il était fou.[184]

Il se considérait lui-même comme un transformateur : « *D'un autre côté, je me trouve devant vous tel un transformateur, car je dispense le courant aux hommes pour qu'ils aient la possibilité d'exister, car ils veulent être reliés à la centrale, comme les ampoules.* »[185]

---

[183] ibid. : « *Nehmen wir ein Beispiel : Die Glühbirne muß, um ihren Zweck zu erfüllen und ihre Daseinberechtigung zu beweisen, an ein Kraftwerk und den Strom angeschlossen sein. In diesem Fall ist es nun ein Elektrizitätswerk. Und nun kann von bösen Händen an irgendeiner Stelle eine Unterbrechung geschaffen werden und die Glühbirne ist dann zwecklos.* »

[184] Discours de B.Gröning à Munich – Abschrift eines Vortrags Bruno Grönings vom 15. 9. 1950 in München bei Heilpraktiker Eugen Enderlin, S. 6 : « *Genauso, wenn ich Ihnen vor 30 Jahren erzählt hätte, es gibt so eine Kiste, da kann man, wenn ein Mensch in Berlin oder gleich, wo spricht, das hier aus diesem Apparat hören, hätten Sie gesagt, ich bin verrückt.* »

[185] Discours de B. Gröning à Krailling – Rede vom 5.10.1950 in Krailling

Le goître

Bruno Gröning avait un goître. Ce qui désigne, du point de vue médical, une activité anormale de la glande thyroïde, était traduit par le guérisseur comme un moyen de stocker l'énergie afin de la transmettre à son auditoire.

En effet, à certaines occasions, et, en particulier, lors de ses discours et conférences, son cou gonflait. Peut-être un chakra de la gorge rayonnant, en relation avec la créativité et la communication.

La formule d'Einstein $E=mc^2$ qui met en équation matière et énergie prouve bien que l'énergie peut se transformer en matière et inversement. Le transport d'un corps énergétique vers un corps physique devient réalité. La matière est une organisation particulière de l'énergie.

Les physiciens s'intéressent maintenant à l'action des ondes et des rayonnements sur le corps humain. Différents rayonnements pourraient favoriser l'apparition de certaines maladies comme le cancer, la sclérose en plaques ou même… le goître. Tous les « médecins de l'âme » savent qu'ils doivent prendre certaines précautions lorsqu'ils soignent. Sans doute

---

bei München, S. 2 : « *Und auf der anderen Seite stehe ich vor Ihnen wie ein Transformator, da ich den Strom verteile, den ich vom Werk erhalte. Den Strom verteile ich an die Menschen, daß sie eine Daseinsmöglichkeit haben, denn sie wollen an das Werk angeschlossen werden wie die Glühbirnen.* »

Bruno Gröning ne savait-il pas se protéger du rayonnement nocif qui pouvait provenir des corps malades[186].

Ceci resta un mystère pour les médecins de l'époque.

Il pouvait recevoir ce courant guérisseur pour le transmettre autour de lui à tous ceux qui venaient lui demander de l'aide. « *Le temps et le nombre de guérisons obtenues firent de moi un grand émetteur ». De plus en plus de gens reçurent le courant guérisseur. Je crois pouvoir affirmer que chacun possède une station réceptrice pour cette onde, seulement l'homme doit savoir ce qu'il veut capter [...] Pour résumer, je voudrais indiquer à titre de comparaison, que j'ai découvert chez l'homme l'appareil récepteur et que je suis en mesure de réviser pour ainsi dire l'organisme humain. Pour les hommes qui ont été guéris par moi, ceci est aussi évident que la radio.* »[187]

---

[186] Revue Nr 30, 4. September 1949, S. 10 : « *Einer der anwesenden Wissenschaftler, der sich als Physiker auch biologisch mit Strahlen – und Wellenproblemen im menschlichen Leben beschäftigt hatte, erklärte diese zunehmende Kropfbildung damit, daß Gröning als ungeschultes seelenärztliches Naturphänomen noch nicht die Fähigkeit besitze, sich gegen die kranken Strahlen seiner Patienten abzuschirmen. Diese kranken Strahlen aber riefen offenbar Veränderungen in seiner Schilddrüse hervor* »

[187] Texte de B. Gröning – Text von B. Gröning vom 2.7.1950, S. 1 : « *Die Zeit und mit ihr die Häufung der Heilungen machten mich zu einem "Großsender". Immer mehr Menschen empfingen die Heilwelle. Ich glaube, von mir aus behaupten zu können, daß jeder eine Empfangsstation für diese Welle besitzt, nur muß der Mensch wissen, was*

Reprenons une partie très importante de cette citation, un point sur lequel le guérisseur a toujours beaucoup insisté : « … *seulement, l'homme doit savoir ce qu'il veut capter.* »[188]

Le libre arbitre

Une composante importante de son enseignement est l'intangible libre-arbitre des êtres humains. *« L'homme agit selon sa volonté. Telle est la volonté, telle est la pensée. La pensée pousse l'homme à l'action. »*[189]

L'homme peut choisir lui-même les pensées qui se concrétiseront dans sa vie, car : « *Les pensées sont des forces* »[190]

Quand, au dix-huitième siècle, les Lumières placent l'homme au centre de l'univers, le philosophe allemand Immanuel Kant reprend, dans son traité intitulé « Qu'est-ce que les Lumières ? », la formule du

---

er empfangen will. […] Um mich kurz zu fassen, möchte ich vergleichsweise sagen, daß ich das Empfangsgerät beim Menschen ausfindig gemacht habe und imstande bin, den menschlichen Organismus sozusagen zu überholen. Für Menschen, die von mir geheilt wurden, ist dies eine Selbstverständlichkeit wie das Radio. »

188 ibid. :« … *nur muß der Mensch wissen, was er empfangen will* »

189 Discours de B. Gröning « Que je puisse m'adresser à vous aujourd'hui… » non daté – Rede von B. Gröning : « Daß ich heute über das Mikrofon zu Ihnen spreche… » undatiert, S. 9 : *« Der Mensch handelt nach seinem Willen. Wie der Wille, so der Gedanke. Der Gedanke bewegt den Menschen zur Tat.* »

190 Pressespiegel, Österreich : « Lebensschutz », Ausgabe April 1996 : *« Gedanken sind Kräfte »*

poète latin Horace : « *Sapere aude* ! », « *Ose savoir* ! ». Et il ajoute : « *Aie le courage de te servir de ton propre entendement. Sors de ta minorité dont tu es seul responsable. Deviens adulte, utilise ta raison, développe ton esprit critique, réfléchis avant de croire.* »[191]

Bruno Gröning aurait pu prêter à certains de ses malades les propos de Kant : « *Je n'ai pas besoin de penser pourvu que je puisse payer [...] Que la majorité des hommes tienne pour très dangereux ce pas en avant vers sa majorité, c'est ce à quoi s'emploient fort bien les tuteurs qui, très aimablement, ont pris sur eux d'exercer une haute direction sur l'humanité. Après avoir rendu bien sot leur bétail et avoir soigneusement pris garde que ces paisibles créatures n'aient pas la permission d'oser faire le moindre pas hors du parc où elles sont enfermées, ils leur montrent les dangers qui les menacent, si elles essayent de s'aventurer seules au dehors. Or, ce danger n'est vraiment pas si grand, car elles apprendraient bien, après quelques chutes, à marcher ; mais un accident de cette sorte rend néanmoins timide, et la frayeur qui en résulte, détourne ordinairement d'en refaire l'essai. Il est donc difficile pour chaque individu de sortir de la minorité qui est presque devenue pour lui nature.* »[192]

---

[191] I. Kant, « Beantwortung der Frage : was ist Aufklärung? », Königsberg, 5. Dezember 1783, S. 516 : « *Aufklärung ist der Ausgang des Menschen aus seiner selbst-verschuldeten Unmündigkeit [...] Sapere aude! Habe Mut, dich deines eigenen Verstandes zu bedienen! ist also der Wahlspruch der Aufklärung.* »

[192] ibid. : « *Ich habe nicht nötig zu denken, wenn ich nur bezahlen kann*

Mais chacun peut choisir la bonne émission, comme à la radio ou à la télévision : Bruno Gröning : *« On peut choisir tel ou tel émetteur [...] Comparez moi à un émetteur et connectez vous vous-même comme si vous étiez un appareil récepteur. Cet émetteur ne vous envoie que le courant guérisseur et vous assiste de ses conseils ; exactement comme vous pouvez entendre des conseils à la radio. De la même façon que la radio émet les ondes par un moyen artificiel, j'envoie le courant guérisseur de manière naturelle. Je peux de manière naturelle voir l'appareil, le commander, le régler, l'arrêter etc... à distance. »*[193]

[...] Daß der bei weitem größte Teil der Menschen den Schritt zur Mündigkeit, außer dem daß er beschwerlich ist, auch für sehr gefährlich halte : dafür sorgen schon jene Vormünder, die die Oberaufsicht über sie gütigst auf sie genommen haben. Nachdem sie ihr Hausvieh zuerst dumm gemacht haben, und sorgfältig verhüteten, daß diese ruhigen Geschöpfe ja keinen Schritt außer dem Gängelwagen, darin sie sie einsperrten, wagen durften : so zeigen sie ihnen nachher die Gefahr, die ihnen drohet, wenn sie es versuchen, allein zu gehen. Nun ist die Gefahr zwar eben so groß nicht, denn sie würden durch einigemal Fallen wohl endlich gehen lernen ; allein ein Beispiel von der Art macht doch schüchtern, und schreckt gemeiniglich von allen ferneren Versuchen ab. Es ist also für jeden Menschen schwer, sich aus der ihm beinahe zur Natur gewordenen Unmündigkeit herauszuarbeiten. »

[193] Discours de B. Gröning à Krailling – Rede vom 5.10.1950 in Krailling bei München, S. 2 :

« Man kann den einen oder anderen Sender einschalten [...] Vergleichen Sie mich mit einem Sender und schalten Sie sich selbst als Empfangs-gerät ein. Dieser Sender sendet nur die Heilwelle und steht Ihnen aber auch mit Rat und Tat zur Seite; genau so wie Sie auch im Radio Ratschläge hören können. Wie das Radio die Welle auf dem künstlichen Wege sendet, sende ich die Heilwelle auf dem natürlichen Wege. Ich habe den Apparat

Pourtant il ne voulait pas que l'on soit crédule mais que l'on se convainque soi-même : « *S'il vous plait, ne soyez pas crédules ! Je le répète aujourd'hui : Vous n'êtes pas obligés de croire ce que je dis ! Je ne vous le demande pas non plus. Mais le devoir que vous avez est de vous en convaincre vous-mêmes.* »[194]

La « mise en réception »

Mais, pour se « connecter », il faut se « *mettre en réception* » [195], c'est-à-dire prendre une attitude corporelle ouverte : se tenir le dos droit, ne pas croiser les bras ni les jambes, poser les mains sur les cuisses, paumes tournées vers le haut… être « *ouvert comme une coupe* ».[196]

Et, surtout, faire abstraction de toutes pensées négatives, à fortiori ayant rapport avec la maladie, et se concentrer sur la réception du courant guérisseur. « *Beaucoup de gens commettent l'erreur impardonnable,*

---

auf natürlichem Wege, fernsehen, fernsteuern, anpeilen, Strom abstellen zu können und so weiter. »

194 "Maximes" de B. Gröning – Die Lehre Bruno Grönings : « Lebensweisheiten », bruno – groening. org : « Seien Sie bitte nicht leichtgläubig! Heute sage ich wie immer :« Sie brauchen das nicht zu glauben, was ich sage! » Ich verlange es auch nicht. Eine Pflicht, die Sie haben : sich selbst davon zu überzeugen ! »

195 « *sich einstellen* »

196 scénario du film « Le phénomène B. Gröning », p. 5 – Drehbuch « Das Phänomen B. Gröning », S. 5 : « *Und dann war eine Schale, die nach unten gekehrt irgendwo gestanden hat, ich glaube auf dem Tisch. Die nahm er, kehrte sie nach oben […] und sagte : « So müsst ihr euch einstellen* »

au moment où ils attendent la guérison, de trop s'occuper de leur maladie ou de leur souffrance physique et de ne pouvoir s'en libérer une minute, afin d'écouter, comme je le demande, ce qui se passe en eux et de recevoir mon courant guérisseur. »[197]

Il envoie donc le courant guérisseur sur les zones « *qui brûlent* ».[198]

Le patient doit se concentrer sur ce qui se passe alors dans son corps et répondre à la question du guérisseur : « *Que ressentez-vous maintenant* ? ».[199]

Le courant guérisseur manifeste alors sa présence par une sorte de picotement[200], de tiraillement [201], une sensation de chaleur dans tout le corps. Il « *ruisselle* » à travers le corps.[202] Il est sensé le purifier de tout ce qui peut être négatif et pathologique, et supprimer tous les blocages internes qui entravent la libre circulation de l'énergie.

---

[197] Texte de B. Gröning – Text von B.Gröning vom 2.7.1950, S. 2 : « *Viele Menschen begehen den großen unverzeihlichen Fehler, indem sie sich zum Zeitpunkt, wo sie Heilung erwarten, zu sehr mit ihrer Krankheit oder dem körperlichen Schmerz beschäftigen, sich keine Minute davon freimachen können, um, wie ich bitte, in sich hineinzuhören und meine Heilwelle empfangen.* »

[198] Conférence de B. Gröning à la brasserie Wagner de Munich – Vortrag Bruno Grönings vom 12.10.1950, Wagnerbräu, Lilienstraße, München, S. 1 : « *Und so leite ich den Strom jetzt zu den einzelnen Brennstellen* »

[199] « *Was fühlen Sie jetzt?* »

[200] "*Kribbeln*", "*Prickeln*"

[201] "*Ziehen*"

[202] Conférence de B. Gröning à la brasserie Wagner, Munich – Vortrag Bruno Grönings vom 12.10.1950, Wagnerbräu, Lilienstraße, München, S.4 : « *Menschen [...] sagten : 'Es rieselt ja Strom durch meinen Körper'* »

Et le guérisseur conclut : « *ça travaille* ».[203]

Pourtant l'existence de ce « courant guérisseur » n'a jamais pu être prouvée à l'aide d'instruments de mesure et encore moins la transmission de la force curative par l'intermédiaire des boules d'étain dont il sera question un peu plus loin. Ce qui déclencha d'ailleurs de violentes attaques verbales de la part des détracteurs de Gröning.

La guérison à distance

« *Depuis que j'ai reçu, l'an dernier, l'interdiction écrite, je n'ai plus parlé de guérison. Mais j'ai prouvé aux hommes qu'il n'est pas absolument nécessaire que je me trouve en personne devant eux. J'ai prouvé cela à Hamburg, à Herford, en d'autres endroits et au Traberhof, alors que se produisaient des guérisons de masse à distance bien que je me trouve ailleurs. Aucune des personnes qui furent guéries là-bas ne savait où je me trouvais.* »[204]

« *J'envoie aussi un courant guérisseur au malade,*

---

[203] « *es arbeitet* »

[204] Discours de B. Gröning à Krailling – Abschrift des stenographischen Protokolls einer Rede Bruno Grönings vom 5.10.1950 in Krailling bei München, S. 6-11 : « *So habe ich, seitdem ich im vergangenen Jahr das schriftliche Verbot erhielt, nicht mehr von der Heilung gesprochen. Ich habe aber den Menschen bewiesen, daß ich nicht persönlich vor ihnen stehen muß. Ich habe das in Hamburg, Herford, anderen Orten und am Traberhof bewiesen, indem dort Massenfernheilungen geschahen, obwohl ich mich woanders aufhielt. Keiner der Menschen, die dort geheilt wurden, wußte, wo ich mich befand.* »

sans être en relation directe avec lui, c'est-à-dire sans savoir où le malade ou les malades se trouvent. C'est ce que prouvent mes guérisons à distance. »[205]

Il recevait énormément de lettres : 80 000 au cours des trois derniers mois qui précédèrent l'interdiction de soigner : elles étaient rangées dans de grands cartons. Ce sont des documents qui expriment la souffrance du peuple allemand, dans le style maladroit de ceux qui n'ont pas l'habitude d'écrire – de l'écriture mal assurée de l'enfant aux lignes tremblantes du vieillard.

Ces lettres furent examinées par les journalistes.[206]

A la suite de cette étude, ils purent définir quatre groupes de personnes s'adressant au guérisseur et publier des statistiques.

Le premier groupe se compose de malades chroniques et déclarés incurables, le deuxième est formé de personnes qui ne souffrent pas physiquement mais psychiquement : ce sont les « *désorientés* »[207] qui ne parviennent pas à sortir de leurs conflits intérieurs, n'ont personne à qui se confier et nourrissent des idées

---

205 Texte de B. Gröning – Text von B. Gröning vom 2.7.1950, S. 1 : « *Ich sende auch eine Heilwelle ohne direkte Verbindung zum Kranken, d.h. ohne daß ich weiß, wo der oder die Kranken sich befinden. Dies beweisen meine Fernheilungen* »

206 Revue Nr 32, 18. September 1949, S. 19 : « *Sie sind Dokumente zur Geschichte des deutschen Leides, in unbeholfener Sprache, mit den ungelenken Zügen des Schriftungewohnten, den steilen von Kindern und den zittrigen von Greisen niedergelegt* »

207 « *die Desorientierten* »

suicidaires ; dans les deux autres groupes sont classées les personnes atteintes de maladies psycho – somatiques dues pour les unes à des problèmes personnels, pour d'autres aux événements des dernières années.

Ces documents prouvent que l'étude scientifique de ces maladies psychosomatiques n'est pas uniquement un problème théorique pour la médecine mais doit devenir l'outil le plus important du traitement des malades au quotidien.[208]

A travers ces lettres s'exprimait un destin collectif : les bombardements, la fuite et la faim, les pères et les fils tombés au front, les agressions et les viols. L'illusion de l'existence d'une personne qui allait pouvoir les aider y était déjà pour une part importante dans la guérison.

Mais le souhait du possible entraîne parfois l'escalade vers le souhait de l'impossible : « *Je voudrais tant vivre un miracle* » pouvait-on lire dans l'une de ces lettres… le souhait de fuir le quotidien.[209]

Elles contenaient aussi parfois des demandes de

---

[208] Revue Nr 32, 18. September 1949, S. 19 :
« Es zeigt sich durch dieses Material der Briefe an Gröning, daß die wissenschaftliche Erforschung dieser psychosomatischer Erkrankung nicht bloß ein theoretisches Problem der modernen Medizin ist. Sie muß zum wichtigsten Werkzeug der alltäglichen Krankenbehandlung werden...

[209] ibid. : *« Der Wunsch zum Möglichen zieht die Steigerung, den Wunsch zum Unmöglichen, nach sich. Den Wunsch als Illusion. Als Flucht aus dem Alltag. « Ich möchte so gern einmal ein Wunder erleben! » steht in einem Brief. »*

guérison pour tous ceux qui ne pouvaient le rencontrer. « *Je sais, comme cela a toujours été le cas, que l'un ou l'autre a demandé de l'aide pour ses proches, pour un parent ou un ami et que l'aide lui est parvenue aussi. Il doit garder le lit, il ne peut pas marcher, il ne peut pas se faire conduire, il suffoque, il supplie le Seigneur, pour sa vie, pour trouver de l'aide. Celui-là aussi doit être aidé.* »[210]

Il établissait son diagnostic et soignait à distance : « *Quand un homme venait me voir pour me demander d'aider une tierce personne, je n'ai jamais demandé le nom ni du solliciteur ni du malade, ni même la maladie dont il souffrait. Il m'est parfaitement égal de savoir où le malade habite. Je décrivais moi-même la maladie avec précision ou par l'intermédiaire d'une tierce personne (medium) et faisais prendre en notes cette description. Parmi les centaines de diagnostics établis par mes soins, au sujet de personnes qui m'étaient inconnues, je n'en connais pas un qui n'ait été juste jusque dans les moindres détails.* »[211]

---

[210] Discours de B. Gröning au Traberhof – Abschrift des stenografischen Protokolls einer Rede Bruno Grönings von Anfang September 1949 am Traberhof bei Rosenheim, S. 2 : « *Ich weiß, wie es immer der Fall gewesen ist, daß der eine oder andere um Hilfe gebeten hat für seine Angehörigen, für seinen bekannten und verwandten Kranken, daß auch diesem die Hilfe zuteil werden wird. Er muß das Bett hüten, er kann nicht gehen, er kann sich nicht fahren lassen, er schnappt nach Luft, er ruft nach dem Herrgott, er bittet um sein Leben, er bittet um Hilfe. Auch diesem Menschen soll die Hilfe zuteil werden.* »

[211] Texte de B. Gröning – Text von B. Gröning vom 2.7.1950, S. 1 :

Le « médium »

Son principal "médium" fut Mme Hülsmann, la mère du jeune garçon qu'il avait soigné à Herford.

Il lui donnait la maladie de son patient à ressentir dans son corps et elle devait lui décrire les réactions que provoquaient ses soins.[212]

Il fixait l'heure à laquelle la guérison devait se produire : « *Dans beaucoup de cas, j'ai commencé mon travail aussitôt après et j'ai demandé à chaque fois que l'on note l'heure exacte. J'apprenais par la suite que le rétablissement coïncidait exactement avec l'heure que j'avais indiquée sans que beaucoup de malades sachent d'ailleurs au moment de la guérison qu'elle s'était produite par mon intermédiaire.* »[213]

« *Wenn ein Mensch als Bittsteller, für einen Dritten, Kranken, zu mir kam, so habe ich nie nach dem Namen des Bittstellers oder des Kranken oder nach der Krankheit desselben gefragt. Es ist auch vollkommen gleichgültig, wo der Kranke wohnt. Ich habe vielmehr oder durch einen Dritten (Grönium) die Krankheit genau geschildert oder schildern lassen und ließ das Krankheitsbild schriftlich festhalten. Aus Hunderten von mir gestellten Krankheitsbildern mir unbekannter Menschen ist mir nicht eines bekannt, das nicht bis in die Einzelheiten richtig gewesen wäre.* »

[212] Enregistrement d'un diagnostic de B. Gröning à distance, Heidelberg -Aufnahme einer Ferndiagnose Bruno Grönings in Heidelberg auf Magnet-Tonband, Dienstag, den 2. August 1949, vormittags. Revue Nr 29, 28.August 1949, S. 18 : « *Jetzt gebe ich Ihnen die Krankheit von Patient Nr 1 in Ihrem Körper zu verspüren…* »

[213] Texte de B. Gröning – Text von B. Gröning vom 2.7.1950, S. 1 und 2 : « *In vielen Fällen habe ich anschließend die Heilung vorgenommen, ich habe dann jeweils gebeten, die genaue Uhrzeit der Heilung schriftlich festzuhalten. Ich erfuhr dann, daß die Wiedergesundung genau mit der*

Pour cela il devait disposer d'un peu de temps : « *Mais je ne pouvais pratiquer ces guérisons individuelles que si je disposais d'un peu de temps. Dans la plupart des cas, je disais au demandeur d'aide : « Cette personne était malade » ou bien « a eu telle maladie » ou bien « a été malade ». « Rentrez chez vous, votre vœu a été exaucé.* »[214]

Tout ceci pouvait aussi être accompli par téléphone : « *J'ai aussi obtenu beaucoup de guérisons par téléphone, sans même avoir parlé avec le malade. De la même façon, il est arrivé aussi, quand j'avais un peu de temps devant moi, que je prenne en main la lettre d'une personne me demandant de l'aide et que, pour reprendre mon jargon, je la "charge". Plus tard, il s'est avéré que la guérison s'était produite juste au moment où j'avais "chargé" la lettre.* »[215]

Il « radiographiait » en quelque sorte ses patients et se disait capable de « voir » leur passé, leur présent

---

von mir angegebenen Uhrzeit übereinstimmte, ohne daß viele Kranke zur Zeit der Heilung wußten, daß die Heilung meinerseits vollzogen wurde. »

[214] ibid., S. 2 : « *Diese Einzelheilungen konnte ich aber nur ausführen, wenn ich über etwas Zeit verfügte. In den häufigsten Fällen war es so, daß ich den Bittsuchenden sagte : « Dieser Mensch war krank », oder « hat die Krankheit gehabt », oder « ist krank gewesen ». « Fahren oder gehen Sie nur nach Hause, Ihr Wunsch ist in Erfüllung gegangen* »

[215] ibid. : « *Ich habe auch viele Fernheilungen per Telefon, ohne selbst mit dem Kranken gesprochen zu haben, ausgeführt. Nicht anders ist es, wenn ich mal über etwas Zeit verfügte, daß ich ab und zu den Brief eines Heilungssuchenden zur Hand nahm und denselben (um mit meinen Worten zu sprechen), "angesprochen" habe. Später stellte sich dann heraus, daß genau zum Zeitpunkt des Ansprechens des Briefes die Heilung vor sich ging* »

et leur avenir : « *Mes diagnostics ont jusqu'à présent été justes à cent pour cent, bien que, dans beaucoup de cas, je n'ai absolument pas vu le malade. Quel que soit l'endroit où il se trouve, je suis capable d'analyser tout ce qui concerne son passé, son présent et son avenir, car je suis en mesure de vous dire ce qui va se passer aujourd'hui, demain et après-demain.* »[216]

Il pratiquait aussi des guérisons de masse à distance : « *Vous tous devez savoir qu'il m'est plus facile de guérir des milliers de gens à la fois qu'une seule personne, car, dans des cas particuliers, je dois effectuer un travail approfondi sur le corps.* »[217]

« *Il existe beaucoup de témoignages de guérison de masse en ma présence, provenant en particulier du Traberhof, où des paralytiques, des aveugles, des muets et des sourds ont trouvé la guérison. Je veux dire par là qu'il n'est pas du tout nécessaire que l'on m'amène des malades mais que tous, même chez eux, peuvent recevoir la guérison.* »[218]

---

[216] Discours de B. Gröning du 28 Septembre 1949 - Rede vom 28. September 1949, Rosenheimer Zeitungsblitz, September 1949, S. 2 : « *Meine Diagnosen haben bisher hundertprozentig gestimmt, trotzdem ich in vielen Fällen den Kranken gar nicht gesehen habe. Wo immer er sich befindet, vermag ich alles über dessen Vergangenheit, Gegenwart und Zukunft zu analysieren, denn ich bin in der Lage, Ihnen sagen zu können, was heute, morgen und übermorgen geschieht.* »

[217] ibid. : « *Sie alle sollen es wissen, daß es mir viel leichter ist, Tausende auf einmal zu heilen als einen einzelnen Menschen, da ich in besonders gelagerten Fällen dessen Körper durcharbeiten muß.* »

[218] Texte de B. Gröning – Text von Bruno Gröning vom 2.7.1950, S. 2 :

Les boules d'étain

Afin de pouvoir aussi transmettre cette force de guérison aux malades qui ne pouvaient quitter leur domicile, Gröning remettait aux personnes qui le consultaient des petites boules d'étain[219] ou de « papier d'argent » qu'il confectionnait lui-même avec les feuilles de ses paquets de cigarettes et qu'il « chargeait », comme il l'expliquait, de la force curative qui affluait à travers son corps. Agissant comme une antenne, elles les reliait à lui et servaient de capteurs d'énergie :

« De la même façon que l'église distribue à ses fidèles des images de saints, des amulettes etc…, pour leur rappeler constamment son enseignement, je donne à tous mes auditeurs des boules ou des plaquettes d'étain, pour leur rappeler mes paroles. Les boules que je distribue à mes auditeurs pendant ou à la fin de mes conférences, sont le symbole de mes partisans. Ce que mes amis en font, cela les regarde. Certains la portent toujours sur eux.

De la même façon que d'autres cercles ou associations portent à la boutonnière une épingle, un insigne ou autre chose, mes amis portent ou possèdent leur boule d'étain. »[220]

« *Speziell vom Traberhof liegen viele Heilberichte von Massenheilungen in meiner Abwesenheit vor, wo Gelähmte, Blinde, Stumme oder Taube gesundeten. Damit will ich gesagt haben, daß es gar nicht notwendig ist, daß kranke Menschen zu mir geführt werden müssen, sondern daß sie überall, auch zu Hause, ihre Heilungen empfangen können.* »

219 « die Stanniolkugeln »

220 zitiert in : « Ausgesuchte Veröffentlichungen aus verschiedenen Bereichen psychowissenschaftlicher Forschung, Rolf Linnemann, S. 104 :

Rolf Linnemann, qui cite ainsi le guérisseur dans son recueil de travaux de recherche psychoscientifique, ajoute : « *Tout symbole a un sens. La boule est le symbole de la plus grande solidarité, de la plus grande force. La croix gravée sur la boule est tout d'abord un souvenir et ensuite aussi un symbole. C'est le souvenir de la mort sur la croix du plus grand guérisseur spirituel.* »[221]

La suggestion jouait sans doute un rôle important, mais Paracelse disait à ce sujet que personne ne peut démontrer que les métaux sont morts et qu'ils peuvent avoir une très grande force pour activer et soutenir la vie humaine.[222]

Comment ne pas mentionner aussi la « métallothérapie » de Franz Mesmer, médecin

---

« Wie die Kirche an ihre Gläubigen Heiligenbilder, Amulette u.a. m. verteilt, um sie damit stets an ihre Lehre zu ermahnen, gebe ich meinen Zuhörern Stanniolkugeln oder – plättchen, um sie immer an meine Worte zu erinnern. Die Kugeln, die ich während meiner Vorträge oder am Schluß derselben an meine Zuhörer verteile, sind das Symbol meiner Anhänger. Was meine Freunde damit machen, bleibt ihnen selbst überlassen. Zum Teil tragen sie die Kugel stets bei sich. Wie andere Bünde oder Vereine eine Nadel, ein Abzeichen oder ähnliches im Knopfloch tragen, so tragen bzw. besitzen meine Freunde ihre Kugel »

221 « Ausgesuchte Veröffentlichungen aus verschiedenen Bereichen psycho -wissenschaftlicher Forschung », Rolf Linnemann, S. 104 :
« Einem Symbol liegt auch ein Sinn zugrunde. Die Kugel ist das Symbol höchster Geschlossenheit, höchster Kraft. Das auf die Kugel eingedruckte Kreuz ist zuerst eine Erinnerung und zum zweiten ebenfalls ein Symbol. Es ist eine Erinnerung an den Kreuztod des größten geistigen Heilers. »

222 « Bücher und Schriften Paracelsi », Basel, 1589

allemand fondateur au dix-huitième siècle de la théorie du « magnétisme animal », fluide universel pouvant être canalisé à des fins thérapeutiques ? [223] Comme le confirma le chimiste Karl von Reichenbach un peu plus tard, Mesmer savait que la feuille d'étain est appropriée pour emmagasiner de l'énergie.

C'est le Japonais Kyoichi, directeur de l'hôpital Isuzu à Tokyo qui a révélé en 1958 l'influence du champ magnétique terrestre, identifiant pour la première fois le syndrome de déficience magnétique. Certaines régions d'Europe auraient perdu jusqu'à 90 % du magnétisme vital descendu de 4 à 0,7 gauss. Dans les villes, le béton armé, les champs électriques, radio et informatiques auraient réduit à néant le magnétisme terrestre, entraînant beaucoup de maux.

Il réussit à faire régresser de graves symptômes par l'application d'aimants qui « branchent » sur le courant magnétique d'énergie universelle.

A la suite de cette découverte, la NASA décida d'équiper ses vaisseaux spatiaux de générateurs de champs magnétiques, pour éviter les problèmes de densité osseuse et de baisse d'immunité. L'Orient reste le berceau de la magnétothérapie que les Japonais et les Chinois utilisent depuis plus de deux mille ans. Leurs connaissances en acupuncture démontrent l'influence du magnétisme terrestre sur les méridiens sacrés. Mais personne ne sait ce qu'est cette énergie ni comment elle

---

[223] Franz Mesmer : « Mémoire sur la découverte du magnétisme », 1779

circule dans le corps, car les méridiens ne suivent aucun nerf, aucun muscle, ni aucun organe. Selon la science actuelle, il s'agirait d'une énergie de l'univers qui se communique de cellule à cellule par les atomes.

La « grande conversion »

Dans ses discours et ses conférences, Bruno Gröning appelait les hommes à « la grande conversion »[224], au retour à la nature et à la foi.

Le journaliste Dr Kurt Trampler qui, en faisant un rapport sur les pratiques de Bruno Gröning, eut la surprise d'être libéré de douleurs dans les jambes, explique dans son livre « Die große Umkehr » :

« *Même lors de conversations privées, j'ai souvent entendu Gröning faire la constatation catégorique qu'il portait la responsabilité devant Dieu d'accomplir la guérison grâce à la pure force divine uniquement sur les personnes souffrantes qui sont résolues à vivre selon la loi divine et d'en exclure celles qui ne sont pas prêtes à renoncer au mal.* »[225]

Le journaliste cite alors les paroles du guérisseur à

---

[224] « die große Umkehr »

[225] Informationskreis : Leben und Lehre Bruno Grönings e.V., Zeitzeugen, bruno-groening.net : « *Auch in privaten Gesprächen hörte ich von Gröning oft die entschiedene Feststellung, daß er die Verantwortung vor Gott trage, die « Heilung durch die rein göttliche Kraft » nur an den Leidenden zu vollziehen, die zumindest des guten Willens sind, dem göttlichen Gesetz gemäß zu leben und jene von der Heilung auszuschließen, die nicht bereit sind, vom Bösen abzulassen.* »

propos de la « grande conversion » : « *Je pourrais aussi accomplir une guérison de masse en disant : tous les malades d'une ville ou d'un pays sont guéris ! Mais est-ce qu'ainsi on ne perdrait pas plus qu'on ne gagnerait ? Les malades mal intentionnés seraient-ils prêts alors à la conversion ? Ne seraient-ils pas tentés de mal utiliser leur santé retrouvée ?*

Non ! L'homme doit d'abord provoquer en lui-même une conversion, il doit d'abord être prêt à arracher de lui-même tout ce qui est diabolique et trouver le chemin qui mène à Dieu. C'est alors seulement qu'il mérite d'être guéri. »[226]

Le guérisseur exhortait les hommes à l'amour du prochain : « *Vous tous, devez vous comporter d'homme à homme, ne pas être haineux, ni faux, ne faire de mal à personne et ne jamais être envieux.* »[227]

---

[226] zitiert in Thomas Eich, « Das Wirken Bruno Grönings zu seinen Lebzeiten und heute », Grete Häusler Verlag, 2. Auflage, 1994, S.61 f. :
« Ich könnte eine Massenheilung auch so vollziehen, daß ich sage : alle Kranken einer Stadt oder eines Landes werden gesund! Aber wäre damit nicht mehr verloren als gewonnen? Wären die Schlechten unter den Kranken damit zur Umkehr bereit? Würden sie nicht nur die wieder gewonnene Gesundheit mißbrauchen? Nein! Zuerst muß der Mensch eine innere Umkehr in sich bewirken, zuerst muß er bereit sein, das Teuflische aus sich herauszureißen und den Weg zu Gott finden. Erst dann ist er es wert, geheilt zu werden. »

[227] Discours de B. Gröning, 28 Septembre 1949 – Rede vom 28. September 1949, Rosenheimer Zeitungsblitz, Sonderausgabe September 1949, S. 2 :
« Sie alle sollen Mensch zu Mensch sein, nicht gehässig, nicht falsch, niemandem etwas Schlechtes tun und nie neidisch sein. »

Il ajoutait que la santé est la plus grande richesse : *« Le meilleur et le plus grand cadeau dans cette vie terrestre, ce n'est pas la richesse, ni l'argent, mais la santé qui vaut bien plus que tous les biens de la terre. »*[228]

Il pensait que tous les hommes de la terre avaient droit à cette richesse : « *Mais je suis Allemand et me trouve aujourd'hui encore sur le sol allemand. Je me sens obligé d'aider d'abord à l'endroit où je me trouve. Mais tous les hommes qui vivent sur cette grande terre divine ont le droit de demander à avoir ce que vous avez. Chacun doit pouvoir recevoir ce qu'il y a de plus riche, tout ce qui est grand et bon. Non pas la richesse en argent, mais la richesse en santé.* »[229]

Et, selon lui, l'ordre ne peut être rétabli à l'intérieur du corps que si l'être humain retrouve et sait conserver ses forces naturelles, toutes ses capacités masquées par la civilisation : « *L'homme, même l'homme "éclairé", doit retrouver ses forces*

---

[228] ibid. : *« Das beste und größte Geschenk in diesem Erdenleben ist nicht Reichtum, nicht das Geld, sondern die Gesundheit, die mehr wert ist als alles Gut der Erde »*

[229] Discours de B. Gröning du 31 Août 1949 – Mitschrift einer Rede Bruno Grönings vom 31.8.1949 – Quelle : Dr Kurt TRAMPLER : « Die große Umkehr », S.101-104 :
« Ich bin nun aber mal ein Deutscher und befinde mich heute noch auf deutschem Boden. Ich fühle mich verpflichtet, erst mal hier zu helfen, wo ich stehe. Aber alle Menschen, die auf dieser großen göttlichen Erde leben, haben eine Berechtigung, genau dasselbe zu verlangen, was auch Sie haben. Jedem soll das Große und Gute, das Reichste was es überhaupt gibt, zuteil werden. Nicht Reichtum an Geld, sondern Reichtum an Gesundheit. »

spirituelles. Il doit réapprendre à les utiliser avec profit pour lui-même pour retrouver et conserver l'ordre divin. A cause de la civilisation qui avance, l'homme perd sa capacité à se comporter de façon naturelle et à utiliser et mobiliser les forces qui sont en lui. »[230]

L'homme s'imaginait qu'en pratiquant sa religion et en priant, il retrouverait l'ordre divin, mais il était trop présomptueux et, pour exprimer plus clairement son idée, l'orateur joue sur les trois mots allemands « Bildung », « Verbildung » et « Einbildung » : « *L'homme croyait qu'en priant le Seigneur, tout était en ordre et qu'il pouvait compter sur l'aide divine. Non, mes chers malades, il n'en est pas ainsi. Du fait que l'homme a abandonné une formation qu'il avait en lui pour créer une déformation – et cela est une prétention – il s'est éloigné du vrai chemin.* »[231]

---

[230] zitiert in : « Ausgesuchte Veröffentlichungen aus verschiedenen Bereichen psychowissenschaftlicher Forschung », Rolf Linnemann, S. 104 :
« *Die geistigen Kräfte soll der Mensch, auch der "aufgeklärte", wieder kennen lernen. Er soll wieder lernen, sie mit Nutzen für sich zu verwenden, für die Wiedererlangung und Erhaltung der göttllichen Ordnung. Durch die fortschreitende Zivilisation verlernt ja der Mensch die Fähigkeit, sich natürlich zu verhalten und die in ihm innewohnenden Kräfte auszunützen und zu mobilisieren.* »

[231] Discours de B. Gröning à Krailling – Rede vom 5.10.1950 in Krailling bei München, S. 1 : « *Der Mensch glaubte, wenn er zum Herrgott betet, dann ist schon alles in Ordnung und er hätte mit der göttlichen Hilfe zu rechnen. Nein, meine lieben Kranken, so ist das nicht. Weil der Mensch eine Bildung in sich aufgab und eine Verbildung schuf – und das ist eine Einbildung – ging er vom wahren Weg ab.*

Mais cela ne tient qu'à lui de rétablir dans sa vie l'ordre divin : « *Par mes conférences, je n'ai d'autre but que de faire prendre conscience à mon prochain qu'il ne tient d'abord qu'à lui d'apporter l'ordre en lui-même. Pratiquement tous les hommes doivent reconnaître qu'ils sont devenus aveugles aux forces divines. C'est pourquoi j'attire l'attention de tous mes auditeurs sur les forces naturelles qui nous habitent.* »[232]

Lui-même n'était qu'un homme, soumis aux mêmes lois : « *Je ne suis rien de plus qu'un homme resté tout à fait naturel. Mon corps est aussi exposé à des maladies, quand je laisse le désordre pénétrer en moi* ».[233]

Il savait aussi accueillir en lui les soucis et les problèmes que les gens voulaient bien lui confier et disait pouvoir les en libérer par translation ou transfert : « *Donnez-moi vos maladies, vos soucis et vos malheurs !* »[234]

---

232 zitiert in : « Ausgesuchte Veröffentlichungen aus verschiedenen Bereichen psychowissenschaftlicher Forschung », Rolf Linnemann, S. 104 : « *Ich will bei meinen Vorträgen nichts anderes erreichen als das, daß meine Mitmenschen erkennen, daß es zu allererst an ihnen selbst liegt, in ihr Inneres Ordnung zu bringen. Fast alle Menschen müssen einsehen lernen, daß sie den göttlichen Kräften gegenüber blind geworden sind. Daher mache ich alle meine Zuhörer auf die in uns wohnenden natürlichen Kräfte aufmerksam* »

233 ibid. : « *Ich bin weiter nichts als ein ganz natürlich gebliebener Mensch. Auch mein Körper ist Krankheiten ausgesetzt, wenn ich die Unordnung in mir aufkommen lasse* »

234 « Die Lehre Bruno Grönings », Thomas Busse, 35. Abschnitt : « *Geben Sie mir Ihre Krankheiten, Sorgen und Nöte!* »

Il déclara devant le tribunal de Munich, le 21 Juin 1956 : « *Je ne fais pourtant rien d'autre qu'attirer l'attention des gens sur le fait que, s'ils veulent retrouver la santé, cela dépend entièrement de leur volonté et je leur montre comment ils doivent s'y prendre pour remettre de l'ordre en eux-mêmes.* »[235]

Les « régulations »

Mais, dans un premier temps, avant que ne s'accomplisse la guérison définitive, des « régulations »[236], terme utilisé par le guérisseur, pouvaient apparaître : des douleurs passagères qui signalent que tout ce qui encombre le corps serait en train, pour ainsi dire, de se dissoudre, afin que le corps soit régénéré : « *Les douleurs sont différentes, c'est ce que j'appelle les « douleurs de régulation », quand les parties malades sont sollicitées et font un peu mal, mais pas comme avant [...] Si l'un ou l'autre s'imagine qu'il va obtenir la guérison séance tenante, il est dans l'erreur. Car une guérison complète a aussi besoin de sa "régulation" ; selon l'importance et l'étendue de la maladie.* »[237]

---

[235] « Ausgesuchte Veröffentlichungen », Rolf Linnemann, S. 104 : « *Ich tue doch nichts anderes, als die Leute darauf aufmerksam zu machen, daß es ganz von ihrem Willen abhängt, ob sie wieder gesund werden, und zeige ihnen, wie sie es anzustellen haben, in Ihr Inneres Ordnung zu bringen* »

[236] « *die Regelungen* »

[237] Discours de B. Gröning au Traberhof – Abschrift des stenografischen Protokolls einer Rede Bruno Grönings von Anfang September 1949 am

La circulation de l'énergie provoquerait un processus de purification qui peut aussi être douloureux : « *Il* (le malade*) sentira lui-même que la douleur est différente, accompagnée d'une sensation de chaleur, c'est-à-dire d'une meilleure irrigation sanguine. C'est la douleur de régulation. Et quand elle est passée, la guérison arrive.* »[238]

Pour les homéopathes, ce phénomène est très convaincant, car Hahnemann décrivait toujours une première aggravation des symptômes au moment de la catharsis.

Cette théorie lui attira pourtant les foudres de la médecine officielle.

Il travaillait toujours en présence de témoins, même s'il s'agissait de médecins sceptiques. Il n'était aucunement irrité d'avoir la visite de tels spectateurs, il disait plutôt avoir pitié de ces"incrédules":

Traberhof bei Rosenheim, Quelle : Freie Arbeitsgemeinschaft Bruno Gröning, Stephanskirchen bei Rosenheim 1969, Nr. Pfingsten, S. 14-17 : « *Die Schmerzen sind andere, es sind die so genannten Regelungs-schmerzen, indem die kranken Stellen angesprochen sind und etwas schmerzen, aber nicht wie vorher […] Wenn der eine oder andere vielleicht glaubt, daß er hier an Ort und Stelle gleich die Heilung erhält, so ist er im Irrtum. Denn eine vollständige Heilung braucht auch ihre Regelung; je nach Größe der Krankheit, je nach Vielseitigkeit dieser Krankheit.* »

[238] Discours de B. Gröning à Rosenheim – Rede Bruno Grönings vom 17. 10. 1949 in Rosenheim, Pleßkeller, S.4 :
« *Er wird es selbst verspüren, daß der Schmerz ein anderer ist, mit Wärme durchzogen, das heißt durchblutet. Das ist der Regelungsschmerz. Wenn dieser vorüber ist, dann geht die Gesundung an* »

« *Autrefois, j'avais un ou deux témoins. Aujourd'hui, il y en a déjà toute une ribambelle* ».[239]

Presque toutes ses « séances » et consultations sont consignées par écrit.

Mais on ne lui rendait pas la tâche facile. Il expliquait ses difficultés de cette façon : « *Mon dévouement désintéressé pour aider les êtres humains ne m'est pas toujours facilité. On me met souvent volontiers devant un tribunal. A mon avis, cela tient seulement au fait que les hommes ne savent plus rien de toutes les forces naturelles divines, ne peuvent plus et ne veulent plus y croire et ne supportent plus non plus que l'un d'eux, sans formation, les dépasse.* »[240]

Il était désintéressé et incorruptible : quand des personnes riches voulaient lui acheter leur guérison, il les conviait à repartir avec leur argent. « *Celui qui a trouvé le chemin qui mène jusqu'à moi doit laisser chez lui la peur, et surtout l'argent. Ce qu'il doit simplement*

---

[239] « Bruno Gröning : ich lebe, damit die Menschheit wird weiterleben können, eine Kurzbiographie », Grete Häusler, bruno-groening.org : « *Früher hatte ich einen oder zwei Zeugen. Heute ist es schon ein kleines Völkchen* »

[240] zitiert in « Ausgesuchte Veröffentlichungen aus verschiedenen Bereichen psychowissenschaftlicher Forschung, Rolf Linnemann, S. 104 : « *Meine selbstlose Aufopferung, Menschen zu helfen, wird mir nicht immer leicht gemacht. Man stellt mich auch sehr oft und gern vor ein Tribunal. Dieses liegt meines Wissens allein nur daran, daß Menschen von allen natürlichen göttlichen Kräften nichts mehr wissen, noch daran glauben können und es auch nicht mehr wollen, es auch nicht dulden können, daß ein von ihnen nicht Geschulter sie im Tun übertrifft* »

apporter avec lui, c'est sa maladie et, en plus, bien sûr, le temps que vous tous avez toujours si bien su sacrifier. »[241]

Il n'aurait jamais obligé personne à quoi que ce soit.[242]

Si certains voulaient obtenir une guérison, mais sans avoir de conviction, il leur disait qu'il ne pouvait pas les aider. C'est ce qu'il déclarait aussi à ceux « dont l'heure avait sonné ».

Il ne se vantait pas de ses capacités et reconnaissait qu'il ne pouvait aider tout le monde : « *Si vous pensez que je peux aider tout le monde, ce n'est pas le cas. Je sais que dix pour cent des gens ne sont pas réceptifs. Ceux qui se moquent du Seigneur et n'ont pas la foi ne peuvent pas être aidés* »[243]

---

[241] Discours de B. Gröning du 31 Août 1949 – Mitschrift einer Rede von Bruno Gröning vom 31.8.1949 – Quelle : Dr Kurt TRAMPLER « Die große Umkehr », S. 101-104 :

« *Wer den Weg zu mir gefunden, der soll die Angst und vor allen Dingen das Geld zu Hause lassen. Was er mitzubringen hat, ist allein seine Krankheit und außerdem die Zeit, die Sie ja alle immer wieder am laufenden Band zu opfern gewußt haben.* »

[242] Discours de B. Gröning à Munich – Vortrag Bruno Grönings vom 15.9.1950 in München bei Heilpraktiker Eugen Enderlin, S. 11 :

« *Ich würde nie einen Menschen zu irgend etwas zwingen, denn das wäre falsch* »

[243] ibid. : « *Daß ich allen Menschen helfen muß, das ist nicht der Fall. Ich weiß, daß zehn von hundert nicht ansprechen. Wer den Herrgott verspottet und nicht den Glauben hat, dem ist nicht zu helfen.* »

D'après lui, chacun est aidé selon ses mérites.[244]

Il ne faisait aucune distinction de race ni de religion : « *Tous les êtres humains, quelles que soient leur nationalité, leur race ou leur religion, méritent d'être aidés.* »[245]

Les scènes bibliques

Son grand rayonnement attirait des foules, jusqu'à trente mille personnes qui attendaient jour et nuit qu'il apparaisse sur le perron. Leur foi touchait parfois à l'extase et beaucoup furent témoins de scènes bibliques : un aveugle recouvrant la vue, un paralytique quittant son fauteuil roulant.

Lors de ces rassemblements, il n'y eut jamais de tumultes. Les témoins d'époque relatent des scènes émouvantes et racontent que, malgré la tension, le calme et la confiance régnaient, ainsi qu'un grand recueillement et une serviabilité spontanée. Tout cela bien que parfois les temps d'attente soient très longs : plusieurs heures, voire plusieurs jours, car Bruno Gröning investissait beaucoup de temps dans les

---

[244] Discours de B. Gröning à Rosenheim – Rede Bruno Grönings vom 17.10.1949 in Rosenheim, Pleßkeller, an der Innbrücke, S.5 :
« *Wer es verdient, daß ihm geholfen wird, dem wird auch geholfen [...] Sie können alle mit dem Trost nach Hause gehen, daß Sie das erhalten haben, soweit Sie es wert sind, geholfen zu werden.* »

[245] W. Schiebeler, « B. Gröning – seine aufsehenerregenden Heilungen », S. 5 :
« *Alle Menschen, gleich welcher Nation, Rasse oder Religion, sind es wert, daß ihnen geholfen wird* »

traitements individuels. Il séjournait aussi parfois en d'autres endroits. Et, surtout, il attendait l'autorisation officielle de soigner.

Nous avons rencontré, le 2 Août 2006, à Westerndorf – Sankt Peter (Commune de Rosenheim), Monsieur Höhensteiger, patron de l'hôtel où Bruno Gröning faisait des conférences. Laissons-le raconter une scène revécue avec une grande émotion : « *Il pleuvait à verse… Des bus arrivaient en provenance de toutes les régions d'Allemagne, d'Autriche, de Suisse, d'Italie, de Hongrie… Des fermières en descendaient, leurs tabliers pleins de cadeaux… Il régnait une ambiance très particulière… Sur une table de la salle de conférences, il y avait une pyramide de boules d'étain qu'il distribua à la suite de son discours. En sortant, il me donna la photo d'une Vierge noire (j'étais encore un enfant, mais m'en souviens très bien) et y apposa son autographe…* »[246]

Partout où il arrivait, la foule des malades et invalides ressentait des flots de bonheur, de joie de vivre et de reconnaissance : « *Pour nous qui étions près de lui et pour tous ceux qui assistaient à cela, c'était un cortège de miracles, le triomphe d'un pouvoir qui, à*

---

[246] « *Es regnete in Strömen… Busse kamen aus allen Gegenden Deutschlands, aus Österreich und aus der Schweiz, aus Ungarn und Italien… Bäuerinnen mit ihren Schürzen voll von Geschenken… Es gab eine sonderbare Atmosphäre… Auf einem Tisch stand eine Pyramide von Stanniolkugeln, die er nach seinem Vortrag verteilte. Er gab mir (ich war noch ein Kind aber erinnere mich noch sehr gut daran) ein Foto von einer Schwarzen Madonna mit seinem Autogramm…* »

l'inverse d'une force guerrière, apportait aide et réconciliation. » écrivait un journaliste du « Münchner Merkur » le 24 Juillet 1949.[247]

Quand une guérison avait lieu, la foule entonnait un chant religieux : le "*Te Deum*"ou bien : « *Großer Gott, wir loben dich* », « *Ich weiß einen Strom...* », « *Am Ende ist es doch gar nicht schwer...* », « *Ich blicke voll Beugung und Staunen* », « *Am Kreuze meines Heilands* »... [248]

« *... Personne ne pouvait échapper à la puissance de cette image. Les habitants de Herford, réputés sceptiques, qui, sur le chemin de leur lieu de travail, passaient par là, se tenaient en cercle tout autour de la place, derrière les barrières de police, et ne pouvaient, ce jour-là, qu'être les témoins de l'efficacité du pouvoir de Gröning. C'était comme si une mer s'ouvrait devant lui, alors qu'il s'avançait à travers la foule qui s'était pressée autour des voitures. Passant d'une voiture à l'autre, échangeant ici quelques mots, donnant là une poignée de mains ou répondant à quelques questions, promettant de tenir au courant de la suite et de revenir. Et, près de lui et à sa*

---

[247] Manfred Lütgenhorst, Münchner Merkur, 24. Juni 1949 : « *Für uns, die wir bei ihm waren und die vielen, die es mit ansehen konnten, war es ein Zug des Wunders, der Siegeszug einer nicht kriegerischen, sondern versöhnlichen und helfenden Macht.* »

[248] Bericht : « Te Deum – Ein Tag am Traberhof, als Bruno Gröning wirken durfte. », Freie Arbeitsgemeinschaft, Stephanskirchen 1969, Nr. Ostern, S. 13-14 : « *Da auf einmal wurde das « Te Deum » angestimmt. Ein Wunder des Herrgottes hatte sich ereignet, das heißt ein Kranker hatte das Heil erfahren...* »

suite, là où le flot se refermait, des hommes se levaient de leur chaises roulantes ; il prenait les cannes des paralytiques et les jetait […] C'était comme si un champ de céréales se relevait après la tempête, porté par de nouvelles forces. »[249]

Le guérisseur sautait d'un camion à l'autre, apportant chaleur et guérison : « … *Chez des enfants, des membres paralysés, toujours engourdis par le froid, se réchauffaient. Bruno Gröning passait d'un camion à l'autre, allait d'une personne à l'autre, se penchant au-dessus des matelas et de la paille, sur lesquels elles gisaient[…]. Dans l'un des camions, une femme de soixante-dix ans était assise, complètement paralysée[…] Après avoir perçu quelques paroles de Gröning, elle se mit à bouger les bras, se redressa, et, quand la voiture se mit en marche, elle salua la foule environnante de ses bras et de ses mains jusqu'alors*

---

[249] ibid. : « … *Der Gewalt dieses Bildes konnte sich keiner entziehen. Die als skeptisch bekannten Herforder, die der Weg zur Arbeit in der Nähe vorbeiführte, umstanden den Platz hinter der Polizeiabsperrung in weitem Kreise und konnten nun Zeugen der Wirkungskraft Grönings an diesem Tage sein. Es war als teilte sich ein Meer vor ihm, so ging er durch die sich um die Autos stauende Menge hindurch.Von Wagen zu Wagen, dort ein paar Worte wechselnd, hier ein Händedruck und dann einige Fragen, eine Bitte, über das weitere Befinden zu berichten und wiederzukommen – und, neben ihm und nach ihm, wo die Flut zusammenschlug, standen Menschen aus ihren Stühlen [Rollstühlen] auf, nahm er Lahmen die Gehstöcke weg und warf sie beiseite […] Es war, als ob sich ein Getreidefeld nach dem Sturm mit neu gewonnener Kraft wieder aufrichtete.* »

inanimés, le visage illuminé de joie. »[250]

Le Docteur A. Kaul, un témoin de l'époque, publia la brochure : « Das Wunder von Herford », « Le miracle d'Herford ». Il y décrivait la compassion et l'empathie dont faisait preuve le guérisseur : *« J'ai souvent vu Bruno Gröning parler avec des malades et j'ai toujours eu l'impression qu'il pleurait intérieurement en voyant cette détresse et cette misère humaine qui s'offraient à ses yeux. Bruno Gröning est un homme du peuple. La vanité lui est aussi étrangère que la pose. »*[251]

Force divine ou satanique ?

Les nombreuses guérisons ont pu rappeler les actes de Jésus. Le fait que le Christ ait pu guérir des maladies rien que par sa présence et ses paroles est

---

[250] Reportage : « Te Deum – Une journée au Traberhof » – Bericht : « Te Deum – Ein Tag am Traberhof, als Bruno Gröning wirken durfte », Freie Arbeitsgemeinschaft, Stephanskirchen, 1969, Nr Ostern, S. 13-14 :
« ... Bei Kindern wurden gelähmte Glieder, die unter ständigem Kältedruck standen, wieder warm. Bruno Gröning stieg von einem LKW auf den anderen hinauf, ging von Mensch zu Mensch, die auf Stroh und Matratzen gebettet waren [...] In einem der LKWs saß eine siebzigjährige Frau, vollkommen gelähmt [...]Nach wenigen Worten Grönings bewegte sie die Arme, erhob sich, und als der Wagen sich in Bewegung setzte, winkte sie mit freudestrahlendem Gesicht der umstehenden Menschenmenge mit den bisher völlig bewegungslosen Armen und Händen zu. »

[251] Dr. A. Kaul « Das Wunder von Herford », armin-risi.ch :
« Ich habe Bruno Gröning oft mit Kranken sprechen gesehen, und immer hatte ich den Eindruck, er weint innerlich über diese Not und das menschliche Elend, das sich seinen Augen darbietet. Bruno Gröning ist ein Mann aus dem Volk. Eitelkeit ist ihm so fremd wie die Pose »

considéré par certains comme pure invention. Et voilà qu'en plein milieu du vingtième siècle, un phénomène semblable se reproduit !

A l'époque de Jésus, il y avait déjà beaucoup de sceptiques, même parmi ses proches : « *Une si grande foule s'était à nouveau rassemblée que lui et ses apôtres n'arrivaient même pas à manger. Quand ses proches apprirent cela, ils se mirent en chemin pour le ramener de force, car ils se disaient : « Il doit être devenu fou ! » Quelques uns des docteurs de la loi, qui étaient venus de Jérusalem, dirent même : « Il a fait un pacte avec le diable. Le plus grand de tous les mauvais esprits lui donne le pouvoir d'exorciser les esprits ! » Jésus répondit : « Comment Satan pourrait-il s'exorciser lui-même ?* »[252]

Bruno Gröning chassait les impuretés du corps des hommes :

« *Je vous souhaite de tout mon cœur ce qu'il y a de meilleur. Je vous souhaite la meilleure santé possible. Soyez purs, libérez-vous de toute impureté, chassez Satan de votre corps, recevez le Seigneur en vous, laissez le habiter votre cœur et vous conserverez la santé toute votre vie.* »[253]

---

[252] Mk 3, 20-23

[253] Discours de B. Gröning au Traberhof – Abschrift des stenografischen Protokolls einer Rede Bruno Grönings von Anfang September 1949 am Traberhof bei Rosenheim, S. 2 : « *Ich wünsche Ihnen von Herzen das Aller-Allerbeste. Ich wünsche Ihnen die beste Gesundheit. Seien Sie rein, machen Sie sich frei von aller Schmutzigkeit, beseitigen Sie den Satan aus Ihrem Leib,*

Il libérait les hommes de différentes influences des forces obscures, telles les dommages de la guerre, l'impuissance financière (parce que beaucoup de malades n'avaient pas les moyens de s'offrir des opérations très chères et qui s'avéraient parfois inutiles) Il renforçait les hommes dans leur foi et répandait calme, joie de vivre et amour du prochain, mais ne voulait jamais être vénéré comme un messie. Il ne fonda aucune église ou secte, mais démasqua beaucoup d'envieux et d'hypocrites, ainsi que des opposants diaboliques qui voulaient à tout prix le faire chuter.

Car qu'est-ce qui pourrait définir une force satanique ? Par exemple, que des miracles soient accomplis uniquement dans le but de se faire valoir, que l'on recherche pour soi-même l'argent, le plaisir et les honneurs. Des personnes seraient rendues dépendantes psychologiquement et financièrement au guide ou gourou.

A l'image du démon qui vient séduire le docteur Faust de Goethe, ce serait une force qui, tout en voulant faire le mal, crée le bien.

Bruno Gröning, libre des dogmes, simple et désintéressé, semble au-dessus de tout soupçon. La principale cause de ses difficultés fut qu'il refusait toujours de gagner de l'argent grâce à ses capacités ou

---

nehmen Sie den Herrgott in sich auf, lassen Sie den Herrgott in Ihrem Herzen wohnen und dann werden Sie Ihr Leben lang auch die Gesundheit erhalten »

de devenir une source de revenus pour d'autres personnes. « *Je ne vis pas de cela, mais pour cela.* »[254]

Il s'en tenait simplement à sa « mission divine » et ne voulait aucun compromis avec des adeptes uniquement motivés par leur ego, cela au risque qu'ils se retournent contre lui. Il les remerciait au contraire de l'avoir aidé à devenir ce qu'ils ne voulaient pas qu'il soit.[255]

Il ne voulait pas de remerciements : « *Ce n'est pas moi qu'il faut remercier, mais le Seigneur [...] Dieu est le plus grand médecin.* »[256]

« *Je suis un intermédiaire* »[257]

Il considérait comme son devoir d'aider son prochain et personne ne pourrait l'en empêcher : « *Je considère comme mon devoir d'aider mes congénères par véritable amour du prochain. Même Bismarck disait : « Celui à qui Dieu a donné la force d'aider les hommes*

---

[254] « AusgesuchteVeröffentlichungen », Rolf Linnemann, S. 104 : « *Ich lebe nicht davon, sondern dafür* »

[255] ibid. : « *Aus diesem Grunde halte ich es sogar für sehr notwendig, mich heute schon bei all den Menschen zu bedanken, die mich mit allen, meist frei erlogenen und schmutzigen Mitteln bekämpft haben, daß sie mir geholfen haben, das zu werden, was alle meine Gegner nicht wollen.* »

[256] « Die Lehre Bruno Grönings », Thomas Busse, 63. Abschnitt : « *Danken Sie nicht mir. Danken Sie dem Herrgott [...] Gott ist der höchste Arzt* »

[257] Conférence de B. Gröning à la brasserie Wagner, Munich – Vortrag Bruno Grönings vom 12.10.1950, Wagnerbräu, Lilienstraße, München : « *Ich bin ein Vermittler* »

(à guérir), la police ne peut ni ne doit lui prendre. »[258]

Et il a déclaré : « *On me mettrait dans une citerne ou on m'enterrerait que cela ne pourrait empêcher ce qui doit arriver d'arriver.* »[259]

Il demandait simplement un petit témoignage écrit des guérisons obtenues : « *Et je vous prie de témoigner de la façon dont la guérison s'est manifestée dans et sur votre corps, afin de prouver que tout cela est bien réel. Des milliers et des milliers d'écrits sont déjà en ma possession et attestent de tout le bien que j'ai pu faire jusqu'alors à mon prochain.* »[260]

A l'appui de ce témoignage, les personnes guéries devaient joindre une attestation médicale : « *N'oubliez*

---

[258] zitiert in « Ausgesuchte Veröffentlichungen », Rolf Linnemann, S. 104 :
« Ich betrachte es als meine Pflicht und Schuldigkeit, meinen Nächsten aus wahrer Nächstenliebe zu helfen. Selbst Bismarck sagte : « Wem Gott die Kraft gegeben, den Menschen zu helfen (zu heilen), dem kann und darf die Polizei sie nicht nehmen. »

[259] Discours de B. Gröning à Krailling – Abschrift des stenographischen Protokolls einer Rede Bruno Grönings vom 5.10.1950 in Krailling bei München – S. 6-11 :
« Und ich habe gesagt : Wenn man mich in eine Regentonne steckt und mich in die Erde vergräbt – es geschieht doch, was geschehen soll. »

[260] Discours de B. Gröning au Traberhof -Abschrift des stenografischen Protokolls einer Rede Bruno Grönings von Anfang September 1949 am Traberhof bei Rosenheim, S. 3 :
« Und ich bitte Sie, so wie die Heilung sich in und an Ihrem Körper bemerkbar macht, mir dies zu bezeugen, daß dies Tatsache ist. Tausende und Abertausende von Anschriften sind bereits in meinem Besitz, die bezeugen, was ich bis jetzt an den Menschen Gutes getan habe »

pas, s'il vous plait, de vous soumettre à un examen minutieux, afin qu'une attestation médicale puisse être jointe. Je vous prie aussi d'y faire apposer les signatures de quelques témoins qui étaient au courant de la maladie. »[261]

Les personnes « sataniques »

Autrefois, il y a des milliers d'années, l'homme aurait été tenté, séduit et détourné du chemin divin par des personnes se trouvant déjà « *dans les griffes de Satan* ».[262]

L'image des amanites tue-mouches illustre bien cette idée que les hommes sont faciles à séduire : « *Quand les enfants cherchent des champignons, ils prennent les amanites tue-mouches, parce qu'elles sont plus belles* ».[263]

---

[261] Discours de B. Gröning à Rosenheim – Rede Bruno Grönings vom 17. 10. 1949 in Rosenheim, Pleßkeller, S. 6 :
« *Vergessen Sie bitte nicht, eine genaue Untersuchung vornehmen zu lassen, sodaß das ärztliche Attest mit beigefügt wird. Ihrer Bestätigung bitte ich auch gleichzeitig einzelne Zeugenunterschriften beizufügen, denen Ihre Krankheit bekannt war* »

[262] Discours de B. Gröning à Krailling – Rede vom 5.10.1950 in Krailling bei München, S. 2 :
« *Es hat früher, vor Tausenden von Jahren, Menschen gegeben, die bereits in den Klauen des Satans so von ihm dirigiert wurden, daß diese Menschen nichts unversucht gelassen haben, die andern vom wahren göttlichen Weg abzubringen. Der Mensch wurde verlockt, wurde verführt* »

[263] ibid., S. 3 : « *Wie die Menschen so sind, sind sie leicht zu verlocken* […] *Wenn Kinder Pilze suchen, nehmen sie die Fliegenpilze, weil sie schöner sind* »

Le prédicateur joue ensuite sur les mots « tentation » et « tentative » : « *Ce seul mot "tentative" est porteur de la faute ; quand bien même vous n'ayez qu'essayé et ne soyez jamais passés à l'action. La tentative, la tentation font le malheur de l'homme* »[264]

L'homme a été séduit par l'argent et son pouvoir… L'argent ne serait-il pas maintenant le bien le plus tentant ? [265]

Pourtant il existe un bien qui donne encore plus de pouvoir que l'argent : « *L'argent est puissance ; mais la santé est toute puissance.* »[266]

Mais l'homme ne sait plus ce qui est bon ou mauvais, depuis qu'on a « *fait sauter* » le pont qui le reliait à Dieu (et Bruno Gröning reprendra souvent cette image) : « *On a fait sauter le pont qui mène à Dieu, derrière l'homme qui s'est laissé détourner et aujourd'hui l'homme se trouve sur la mauvaise voie. Il ne sait plus ce qui est bon et mauvais. Chacun fait*

---

[264] Discours de B. Gröning « Que je m'adresse à vous aujourd'hui… » – Rede B. Grönings : « Daß ich heute über das Mikrofon zu Ihnen spreche », S. 10

« *… dieses eine Wort "Versuch" alleine die Schuld sei; daß Sie doch nur versucht, aber niemals zur Tat übergegangen. Und der Versuch, die Versuchung wird dem Menschen zum Übel!* »

[265] Discours de B. Gröning à Krailling – Rede vom 5.10.1950 in Krailling bei München, S. 2 : « *Menschen sind verlockt worden vom Geld. Sie dachten : « Wenn ich Geld habe, habe ich alles ». Geld ist heute das verlockendste Gut.* »

[266] ibid. : « *Geld ist Macht ; Gesundheit aber ist Allmacht* »

comme il l'entend et cela est faux. »[267]

« Mais ce que vos prédécesseurs ont mal fait, vous pouvez le réparer aujourd'hui. »[268]

Et le guérisseur exhorte ses auditeurs à se libérer de ce mal qui ne leur appartient pas : « *D'un autre côté, les hommes ne peuvent rien au fait qu'ils soient si mauvais, parce que Satan a déjà pratiqué en eux son travail de sape et n'a laissé passer aucune occasion de s'emparer de leur personne. Je vous supplie de tout mon cœur : libérez-vous du mal, de Satan. Il n'est pas des nôtres ! Il est d'ailleurs. Nous sommes et restons des enfants de Dieu.* »[269]

Mais ce "Satan", "Shaitan" : "adversaire" en arabe, n'est-il pas simplement l'image de l'imperfection de l'homme qui entraîne corruption et immoralité, c'est-à-dire le non-respect des repères que nous offre la morale pour nous éviter de nous perdre ? Ne répond-il pas

---

[267] ibid. : « *Die Brücke zu Gott wurde hinter dem Menschen, der sich abbringen ließ, gesprengt und heute befindet sich der Mensch auf dem Irrwege. Er weiß nicht mehr, was gut und schlecht ist. Jeder geht von sich aus und das ist falsch.*

[268] ibid. : « *Aber was die Vorfahren Böses getan haben, können Sie heute wieder gut machen.* »

[269] Discours de B. Gröning au Traberhof – Abschrift des stenografischen Protokolls einer Rede Bruno Grönings von Anfang September 1949 am Traberhof bei Rosenheim, S. 3 : « *Daß Menschen so schlecht sind, dafür können sie auf der anderen Seite nichts, weil der Satan in einzelnen schon gewühlt hat und nichts unversucht läßt, sich ihrer zu bemächtigen. Ich bitte Sie alle von ganzem Herzen : machen Sie sich frei vom Schlechten, vom Satan. Er gehört nicht zu uns! Er gehört anderswo hin. Wir sind und bleiben Kinder Gottes.* »

simplement au principe de dualité auquel Galilée rendait hommage et qui est l'essence même de la Création ?

« Rien n'est incurable »

L'objectif principal de Bruno Gröning était d'arracher les gens à la maladie[270] : il leur conseillait de couper avec la maladie, de ne plus y penser, de ne plus en parler.

Il voulait « *leur rendre optimisme et joie de vivre* ».[271] A l'instar de Paracelse qui ouvrit ainsi aux douleurs et aux infirmités humaines un vaste champ d'espérance, il déclarait : « *Rien n'est incurable* ».[272]

Et si quelqu'un leur disait : « *Là, je ne peux rien faire. J'ai tout tenté* », « *C'est incurable* » [273], s'ils se sentaient abandonnés de tous, c'est alors qu'avait lieu une prise de conscience.[274]

---

270 « *Das Herausreißen der Patienten aus ihrer Krankheit* »

271 Conférence de B. Gröning à Pirmasens – Vortrag von Bruno Gröning, Pirmasens, 1957, S. 6 :
« *So der Mensch es tut, so wird er doch bald wahrnehmen, daß er [...] sich immer wohler fühlt, sich immer freier fühlt, so daß er hernach ein wirklich lebensfroh-bejahender Mensch ist.* »

272 in « Revolution in der Medizin », Matthias Kamp, erstes Kapitel, Titel « *Es gibt kein Unheilbar* »

273 Conférence de B. Gröning à Pirmasens – Vortrag von Bruno Gröning, Pirmasens, 1957, S. 8 : « ..., daß Ihr Nächster gesagt : « Da kann ich nichts machen. Ich habe alles versucht. Und das ist einfach, na ja, wie Menschen zu sagen wissen "unheilbar" »

274 ibid. : « *Hier kamen sie zur Selbstbesinnung* »

Dans ses sermons en forme de paraboles, Bruno Gröning déclarait qu'il était temps de dire aux humains ce qu'est la vérité.

Telle est la vérité qu'il voulait nous transmettre[275] : c'est seulement lorsque l'homme a pris conscience de lui-même, de sa nature divine qu'il lui faut faire volte-face, faire demi-tour, inverser la tendance[276]. Car, il était inconscient : « *Etiez-vous inconscient ? Oui, vous aviez même sombré dans l'inconscience !* »[277]

Dès qu'il accède à la maturité, l'être humain peut recouvrer la santé.[278]

Il va alors très vite devenir son propre médecin[279], à condition que personne n'entrave le chemin qu'il a choisi[280]…

---

[275] Conférence de B. Gröning à Pirmasens – Vortrag von Bruno Gröning, Pirmasens, 1957, S. 8 : « *…, hier beginnt die Wahrheit* »

[276] *"umkehren"*

[277] Conférence de B. Gröning à la brasserie Wagner, Munich – Vortrag Bruno Grönings, 12.10.1950, Wagnerbräu, Lilienstraße, München : « *Waren Sie bewußtlos? – Ja, sogar bewußtlos zusammengebrochen !* »

[278] Discours de B. Gröning à Krailling – Rede Bruno Grönings, 5.10.1950 in Krailling bei München, S. 3 :
« *Wie ist es nun möglich, kranke Menschen gesund zu machen? Soweit sie die Reife haben, können sie gesund werden* »

[279] ibid., S. 5 : « *Es stimmt, wenn ich sage, daß der Mensch in nächster Zeit sein eigener Arzt ist* »

[280] ibid. : « *und lassen Sie ihn den Weg ohne Beeinflussung gehen, zu dem er sich entschlossen hat* »

Troisième partie

L'œuvre posthume

La « guérison par voie spirituelle »

La mort de Bruno Gröning surprit la plupart de ses collaborateurs et patients au sein des « Cercles d'Amis ». En particulier parce que, fin Novembre encore, il s'était adressé à eux dans une conférence enregistrée, pour s'excuser à l'avance de son absence aux fêtes de Noël qui approchaient, mais, en même temps, pour leur annoncer son retour en Janvier 1959. Et surtout, il avait déclaré : « *Tous les êtres humains doivent mourir, moi aussi. Mais je ne serai pas mort. Et quand on m'appelera, je viendrai et je continuerai à aider* ».[281]

Beaucoup quittèrent les « Cercles d'Amis » locaux, mais la direction de l'« Association pour la promotion des règles de vie spirituelles et naturelles » décida de continuer à gérer l'organisation créée par Gröning.

En 1979, Madame Grete Häusler, une institutrice

---

[281] zitiert in « B. Gröning – seine aufsehenerregenden Heilungen », Prof. Dr. Schiebeler, S. 28 : « *Sterben müssen alle Menschen, ich auch. Aber ich werde nicht tot sein.Und wenn man mich dann ruft, komme ich und helfe weiter* »

autrichienne à la retraite, qui avait dirigé cette association quelques années auparavant avec son mari Walter, fit sécession et fonda le « Cercle des Amis de Bruno Gröning / Association d'aide spirituelle ».[282] Elle avait été guérie en 1950 par M. Gröning de plusieurs maladies déclarées incurables et, durant les années qui suivirent, elle avait travaillé à ses côtés.

Elle a continué à transmettre l'enseignement du guérisseur et à enregistrer des succès, plusieurs décennies après la mort de Bruno Gröning. Depuis 2007, son fils Dieter poursuit son œuvre.

En 1984, les époux Häusler se disputèrent la succession de leur mentor (bandes magnétiques, cassettes audio, photos, films, témoignages de guérison, actes de justice, objets personnels) A côté de quelques notes manuscrites ou tapées à la machine (« Les étapes de ma vie », « Curriculum vitae »)[283], il n'a laissé que les enregistrements de ses discours et conférences et de certaines consultations et expériences.

Grete Häusler s'est donné pour mission de faire connaître son enseignement dans le monde entier et de former ainsi un « anneau spirituel » tout autour de la terre. En effet, plusieurs centaines de groupes locaux sont apparus en Allemagne, dans les pays voisins, puis dans le monde entier.

---

[282] « Der Bruno Gröning Freundeskreis / Verein für geistige Lebenshilfe e.V. » (B.G.F.)

[283] « Stationen meines Lebens », « Lebenslauf »

Lors de « soirées d'information », de conférences, dans les stands présents sur les foires ou grâce aux films documentaires projetés dans les cinémas, les personnes interessées reçoivent des informations sur la vie et l'enseignement de Bruno Gröning. Après la séance d'"initiation", il leur est possible d'assister aux heures de "communauté" qui sont tenues, en règle générale, toutes les trois semaines.

Le guérisseur y serait présent spirituellement, à travers sa photo qui agirait comme une antenne et dont le rayonnement pourrait être mesuré.

Pendant ces heures de "communauté", il est fait mention d'expériences personnelles, d'aides et de guérisons, mais surtout, toute l'assemblée est recueillie, à certains moments, pour capter le « courant guérisseur ».

Plusieurs fois par an ont lieu aussi des congrès.

Nombreux sont les « Amis de Bruno Gröning » qui témoignent de leur guérison « par voie spirituelle »[284] ou de différentes aides reçues dans leur vie quotidienne.

Comme pendant les cours de yoga ou de sophrologie, par l'ouverture du canal spirituel et l'élévation de la conscience, nous pouvons en effet atteindre cet état de lâcher-prise qui permet à notre conscience intérieure de s'exprimer.

---

[284] « Heilung auf geistigem Weg »

Le flux d'énergie peut se manifester par des picotements, des fourmillements, une sensation de chaleur. Ces manifestations s'expliqueraient par un phénomène de suroxygénation dû à une meilleure respiration.

Herbert Busch, dans son livre sur les cultes, les sectes et les religions, déclare que, d'un point de vue médical, ces manifestations de « l'énergie divine » seraient à rapprocher tout simplement de celles que l'on ressent quand on pratique le « training autogène ».[285]

Réciter une prière ou chanter permet d'entrer, par le jeu des vibrations qui constituent l'univers, en communion avec le cosmos. C'est l'expérience de l'unité.

Ceci se pratiquant, comme le préconisait le guérisseur, de préférence à certaines heures (9 h. et 21 h.), afin d'entrer en contact avec l'égrégore, résonance vibratoire émise par un groupe de personnes.

Le « Groupe médico-scientifique spécialisé »

En 1992, le docteur Blättner, spécialiste O.R.L. qui, guéri d'une arthrose chronique, mit ses compétences au service de l'œuvre, fonda le « Groupe

---

[285] H. Busch, « Kulte, Sekten, Religionen », 1994, S. 237 : « *Medizinisch gesehen handelt es sich bei den Einstellübungen um einfaches autogenes Training, das Reaktionen wie Wärme, Schwere und Kribbeln hervorruft, die als Wirkung des Heilstroms gedeutet werden, den Gröning schenkt* »

médico-scientifique spécialisé ».[286]

Ce rassemblement international d'environ six mille médecins, dentistes, psychologues, guérisseurs, vétérinaires de soixante pays différents a pour mission de documenter les guérisons reconnues. Plusieurs milliers de guérisons, reconnues et certifiées par des médecins mais ne pouvant être expliquées médicalement, sont ainsi consignées.

On y trouve des témoignages de guérison de maladies qui duraient parfois depuis des décennies, telles que de graves névralgies, de l'arthrose, des maladies cardiaques, des paralysies, des ulcères, des colites, des déficiences de la vue ou de l'ouïe, des cancers, des allergies. Ne serait-ce que sur internet, on peut lire les commentaires de deux cents guérisons.

Ce groupe transmet ses expériences à travers des publications, des conférences, des colloques, des congrès. Il a pour but d'obtenir une image objective du processus de la guérison survenue.

L'expression « médicalement prouvable » peut toutefois être controversée. C'est d'ailleurs le cas sur un site internet, sous la rubrique : « Action en faveur de la liberté morale et psychique » : « *Une guérison n'est « prouvable scientifiquement » que dans le cadre des règles qui ont cours dans la médecine scientifique.* »[287]

---

286 « die Medizinisch-Wissentschaftliche Fachgruppe » (M.W.F.)
287 website www.AGPF.de, Aktion für Geistige und Psychische Freiheit H. Busch, « Kulte, Sekten, Religionen », 1994, S. 237 :

Les archives montrent que toute maladie organique, voire même dégénérative, peut être guérie.

En 2005, furent mises en place des communautés pour « les plus nécessiteux », par exemple les personnes dépendantes de l'alcool, du tabac, des médicaments ou de la drogue.

Des « témoignages de réussite »[288] sont établis sur la base d'examens médicaux effectués par des médecins indépendants du groupe.

En voici un exemple : « *M. G. raconte comment il a très tôt glissé dans la dépendance à l'alcool et à la marihuana, l'augmentation constante des doses et l'isolement grandissant qui s'en suivit. Il prenait parfois même de l'héroïne, de la cocaïne ou du LSD aux doses les plus élevées, de manière régulière, tout cela accompagné d'alcool. Ses tentatives de désintoxication ne furent suivies de succès qu'à court terme. Il n'a jamais fait de psycho-thérapie. Il n'y a donc pas d'explication psychologique ni thérapeutique possible au fait que M.G. ait été libéré du jour au lendemain des drogues et de l'alcool, après l'introduction à l'enseignement de Bruno Gröning, et cela sans aucun symptôme de manque. Normalement, seule la double voie : soins médicaux et psycho-thérapie peuvent mener*

« medizinisch beweisbar ist eine Heilung nur bei Anwendung der in der wissenschaftlichen Medizin geltenden Regeln. »

[288] « Erfolgsberichte »

avec succès à la libération de ces addictions »[289]

Les guérisons d'animaux sont une preuve impressionnante, car elles sont obtenues par des sujets qui n'en sont pas conscients.

Depuis 1990, le nom et l'enseignement de Bruno Gröning connaissent une diffusion à l'échelle mondiale.

La S.A. Grete Häusler

Dans les publications du Cercle paraissent des poèmes et des chants qui glorifient le prédicateur. Ils sont aussi récités et chantés au cours des heures de communauté. Des livres, des cassettes et des films dont : « L'apôtre miraculeux »[290] où le violoniste Beatus Klingohr retrouve ses valeurs perdues grâce à l'« apôtre miraculeux », du nom du roman de Hans

---

[289] Commentaire du Dr S., psychothérapeute, à l'attention de M. G., Autriche, Septembre 2006 : *« Herr G. schildert sein frühes Hineingleiten in die Abhängigkeit von Alkohol und Marihuana, die steigenden Dosiserhöhungen und die damit verbundene zunehmende Isolation. Selbst harte Drogen wie Heroin, Kokain und LSD wurden manchmal genommen, Marihuana und Alkohol auf hohe und höchste Dosen gesteigert, und zwar regelmäßig[…] Mehrere eigenständige Abstinenzversuche sind nur kurzzeitig erfolgreich, Psychotherapie wurde nie in Anspruch genommen. Insofern ist es psychologisch und therapeutisch nicht erklärbar, dass Herr G. nach der Einführung in die Lehre Bruno Grönings von einem Tag auf den anderen von Drogen und Alkohol freikam, ohne dabei Entzugserscheinungen zu haben. Im Normalfall kann nur die Doppelgleisigkeit von medizinischer Betreuung und intensiver Psychotherapie […] zur Loslösung von Alkohol und Drogen führen »*

[290] « Der Wunderapostel », 1993

Sterneder et « Le phénomène Bruno Gröning »[291] informent de l'utilité de se mettre consciemment en lien avec le courant vital.

Certains critiquent maintenant les exagérations au sein du groupe, le culte de la personne pouvant conduire à des tendances sectaires.

Les Eglises officielles expriment plutôt de la méfiance vis-à-vis du « Cercle des Amis de Bruno Gröning » et ne veulent pas prendre en considération les guérisons mentionnées. Elles ne voient pas d'un très bon œil cette nouvelle Trinité : Dieu le Père, Bruno Gröning en la personne du Christ et le Saint-Esprit se manifestant par l'intermédiaire du « courant guérisseur »…

La religion

Il lui tenait à cœur aussi de remplir les églises de personnes croyantes, qui avaient vraiment la foi [292] (il insiste sur le mot « croyant »)

Son éducation catholique sévère fit de lui un homme extrêmement religieux. Il fêtait Noël avec ses proches et se rendait en pèlerinage à Lourdes.

Mais, bien qu'il conseillât à ses auditeurs de lire régulièrement des passages de la Bible, il ouvrait très rarement un livre. Il se considérait plutôt simplement

---

[291] « Das Phänomen Bruno Gröning », 2003

[292] curriculum vitae - Lebenslauf, S. 8 : « *Darüber hinaus ist es mir auch ein Anliegen, die Kirchen mit gläubigen Menschen zu füllen* »

comme un homme pratiquant l'amour du prochain dans la vie quotidienne.

Lorsqu'il devint un guérisseur se référant publiquement à Dieu, les opinions au sein des différentes Eglises officielles furent très partagées.

L'Eglise protestante prit tout d'abord une position plutôt libérale, tandis que l'Eglise catholique manifesta de plus en plus son désaccord.

Ce qui déplaisait aux chefs religieux, c'était le rôle de médiateur entre Dieu et les hommes que Gröning aimait s'attribuer. Ce rôle bien connu de l'Eglise catholique (et non de l'Eglise protestante) est réservé, au sein de celle-ci, aux seuls représentants officiels de l'Eglise, dans la suite apostolique de Jésus-Christ. Et il est bien évident que Gröning ne pouvait faire état ni d'une formation théologique ni d'une ordination sacerdotale. Il n'en n'avait d'ailleurs pas l'ambition.

Il était aussi très ouvert à certains savoirs émanant des religions d'Extrême-Orient, mais il exhortait ses auditeurs à rester fidèles à la religion dans laquelle ils avaient été élevés, car, selon lui, chaque religion contient des choses bonnes et justes. Il accordait cependant un rôle particulier à la religion chrétienne qui reconnaît Jésus-Christ comme le Sauveur de l'humanité.

Les Eglises officielles ont justement craint qu'il ne fonde sa propre communauté (une "secte"), afin de mobiliser les masses en jouant un rôle de sauveur.

Mais il attachait beaucoup d'importance à la liberté spirituelle et religieuse et déclarait : « *Je ne veux pas fonder une nouvelle religion. Chacun doit rester dans son église ou sa communauté [...] Je suis venu pour tous les hommes, quelle que soit leur religion, quelle que soit leur nation. C'est pourquoi le Cercle des Amis de Bruno Gröning n'est pas une secte.* »[293]

L'appartenance au « Cercle » est d'ailleurs indépendante de l'adhésion à une Eglise ou à une quelconque communauté religieuse ou idéologique. Il n'existe aucun engagement financier ou juridique et toute personne active dans ces groupes est bénévole.

Chaque membre peut quitter le Cercle quand il le désire.

Une association à but non lucratif, reconnue d'utilité publique, est enregistrée en Allemagne. Toutes les activités sont financées par des dons.

Les sectes

Les personnes mandatées pour enquêter sur les sectes semblent surveiller de près cette association : Monika Schipmann, responsable de l'étude des sectes à Berlin, déclare à propos du « Cercle des Amis de Bruno Gröning » : « *Beaucoup de gens n'ont plus vraiment*

---

[293] « Der Freundeskreis im Überblick » bruno-groening.org :
« Ich will keine neue Religion gründen. Es soll jeder in seiner Kirche oder Glaubensgemeinschaft bleiben [...] Ich bin für alle Menschen gekommen, egal welcher Religion, egal welcher Nation. Daher ist der Bruno Gröning – Freundeskreis keine Sekte »

confiance dans le système médical. Et ce genre de groupes devient dangereux quand leurs membres croient tellement à la toute puissance des forces de guérison qu'ils ne consultent plus leur médecin ou bien se soumettent aveuglément aux lois du groupe. »[294]

Mais qu'est-ce qu'une secte ? Voici ce qu'en dit le « Petit Larousse » : « du latin "secta"; de "sequi" : suivre, petit groupe animé par une idéologie doctrinaire. Dans l'antiquité : école philosophique. Religion : « groupe dissident minoritaire à l'intérieur des religions ou des Eglises constituées ».

Le Père Eduard Trenkel, chargé par l'Eglise évangélique de Kurhessen-Waldek des questions relatives aux sectes et à l'idéologie, va plus loin : « *Le BGF (Bruno Gröning Freundeskreis) est à mettre au rang des groupes suspects de guérisseurs. Son approche de la maladie et de la santé va à l'encontre de la foi chrétienne. Maladie et souffrance sont inhérentes à la condition humaine et à son caractère éphémère et imparfait ».*[295]

---

[294] Informationsdienst Jugendsekten, 1.April 1995, Verein zur Bekämpfung geistiger und seelischer Abhängigkeit : « *Viele Menschen fühlen sich im Medizinsystem nicht mehr richtig aufgehoben. Solche Gruppen sind erst dann gefährlich, wenn ihre Mitglieder so an die Allmacht von Heilungskräften glauben, dass sie nicht mehr zum Arzt gehen oder sich bedingungslos den Regeln der Gruppe unterwerfen.* »

[295] 7. Handbuch. Religiöse Gemeinschaften, 5. Auflage, Gütersloh, Schmidt : « *Der BGF gehört mit seiner Lehre in den Bereich fragwürdiger Geistheilergruppen. Sein Verständnis von Krankheit und Gesundheit widerspricht dem christlichen Glauben. Krankheit und Leiden gehört zum Menschsein in seiner Vorläufigkeit und Unvollkommenheit* »

Bruno Gröning n'acceptait pas l'idée que la souffrance puisse être une punition : « *L'homme dit : « Peu importe qu'on soit malade, estropié ou aveugle, c'est une punition de Dieu » [...] Je lui dis : « Le Seigneur n'a pas besoin de punir les hommes, non !* »[296]

Le Père Trenkel met en garde : « *Les services d'un médiateur, tels que le BGF les voit dans l'œuvre de Bruno Gröning, n'apparaissent pas dans la Bible. Le fait d'attribuer à l'action de Bruno Gröning des guérisons inexplicables n'est ni crédible ni démontrable. Il faut mettre en garde contre la tendance à renoncer au diagnostic médical et au traitement, qui peut découler de la confiance absolue en la doctrine du BGF* ».[297]

Monika Schipmann, spécialiste des sectes auprès du Sénat de Berlin, a classé le Cercle des Amis de Bruno Gröning, dès 1994, au rang d'« association sectaire »[298]

---

[296] Conférence de B. Gröning à Munich – Vortrag Bruno Grönings, 15. 9. 1950 in München bei Heilpraktiker Eugen Enderlin, S. 10 :
« Der Mensch sagt : « Das schadet nichts, daß der krank ist, daß er verkrüppelt, daß er blind ist, das ist eine Strafe Gottes [...] » Ich sage zu diesem : « Der Herrgott hat es nicht nötig, Menschen zu strafen, nein »

[297] 7. Handbuch. Religiöse Gemeinschaften, 5. Auflage, Gütersloh, Schmidt :
« Mittlerdienste, wie sie der BGF im Wirken Bruno Grönings sieht, sind der Bibel unbekannt. Unerklärliche Heilerfolge einseitig dem Wirken Bruno Grönings zuzuschreiben, ist weder glaubwürdig noch beweisbar. Gewarnt werden muß vor dem möglichen Verzicht auf ärztliche Diagnose und Behandlung, der sich aus dem geforderten unbedingten Vertrauen in die Lehre des BGFs ergeben kann. »

[298] « *sektenähnliche Vereinigung* », laut « die Welt », 15. 10. 1994

Le Centre d'Information Evangélique de Greifensee (Zürich) classe le Cercle des Amis de Bruno Gröning au rang des groupes qui ne sont *« pas totalement inoffensifs et sans danger » [...] « Leurs membres se sépareraient de leurs amis en coupant tout contact »*[299]

Critique reprise par le Père Eduard Trenkel : *« Faire le lien entre une guérison et le fait d'éviter toute influence négative conduit dans la plupart des cas à la rupture des liens sociaux, voire familiaux. »*[300]

La directrice du centre d'information sur les sectes à Essen fait deux reproches à ce Cercle : elle évoque tout d'abord le danger couru par les malades qui renoncent à leur traitement médical et dénonce ensuite la soumission à une représentation trop étroite du monde. Bien souvent, le changement au niveau psychique est imperceptible mais risque d'entraîner l'éclatement d'une famille. La communauté devient alors le seul contact social.[301]

---

[299] « Die Südostschweiz », 19. 1. 2001 : *« nicht ganz harmlos und nicht ungefährlich" [...]« Mitglieder würden sich von Freunden abschotten und jeden Kontakt einstellen. »*

[300] 7. Handbuch Religiöse Gemeinschaften, 5. Auflage, Gütersloh, Schmidt :

« Die Bindung eines Heilerfolgs an das Meiden aller negativen Einflüsse führt in der Praxis immer wieder zum Bruch sozialer Beziehungen bis in die Familien hinein »

[301] Heide-Marie Cammans, « Sekten – Die neuen Heilsbringer? » Ein Handbuch, Patmos Verlag, 1998, site : agpf.de :

« Akute Gefahr besteht für kranke Menschen, die zugunsten Bruno Grönings auf medizinische Behandlung verzichten [...] Erwartet wird die Unterwerfung unter ein geschlossenes Weltbild [...] Oft wird die seelische

Pour des esprits faibles, il existe un vrai risque de décrochage du réel.

On a reproché aussi à Bruno Gröning le culte de la personnalité qu'il a initié en déclarant qu'il continuerait à soigner après sa mort.

Avec des centaines de communautés de par le monde, dont 150 dans les pays germanophones, le Cercle ne cesse de grandir autour de la terre.

C'est bien ce que le guérisseur avait annoncé en 1949 : « *Et c'est pourquoi, dans le futur, ce ne sera pas moi personnellement mais mon œuvre – il s'agit du Cercle, dont vous entendrez parler bientôt – qui mettra en place des rassemblements à la chaîne, c'est-à-dire que les personnes qui l'auront, feront des dons, afin que les pauvres gens, jusqu'à présent malades, puissent être soutenus et aidés.*[302]

Les paroles du guide de communauté, lorsqu'il s'adresse à son assemblée, lui seraient directement inspirées par « Bruno ».

Veränderung kaum wahrgenommen, später kann die ganze Familie daran zerbrechen. Der einzige soziale Kontakt bleibt oft die Gemeinschaft. »

[302] Discours de B. Gröning à Rosenheim – Rede Bruno Grönings vom 17. 10. 1949 in Rosenheim, Pleßkeller, S. 2 :
« *Und deshalb wird es in Zukunft so aussehen, daß nicht ich persönlich, sondern mein Werk – und das ist der Ring, von dem Sie in nächster Zeit zu hören bekommen werden – Sammlungen am laufenden Band durchführen wird, das heißt, daß Menschen, die es haben, hierfür Spenden geben, damit wir die armen Menschen, die Armen bisher Kranken, auch unterstützen und ihnen helfen können* »

Des photos du guérisseur sont distribuées. Elles auraient le pouvoir de relier les personnes cherchant de l'aide à leur médecin spirituel. Ces photos auraient une « aura », un rayonnement évalué en Bovis. De même que l'Angström, du nom du physicien suédois connu par ses travaux sur l'analyse spectrale au dix-neuvième siècle, l'unité Bovis, sur l'échelle créée vers 1900 par Antoine Bovis, physicien français, permet d'évaluer un rayonnement, soumis par ailleurs à l'expertise de la méthode Kirlian dite « photo Kirlian », mise au point par l'électricien russe Semyon Kirlian en 1939. Ce procédé est souvent évoqué comme la matérialisation sur cliché de l'aura humaine, part immatérielle du « corps énergétique », par de nombreux thérapeutes qui travaillent à rééquilibrer ce champ d'énergie. Son existence reste controversée et peu étudiée par les milieux scientifiques, aucune preuve expérimentale ne venant l'étayer.

Bruno Gröning possédait des connaissances et une sagesse venues de la nuit des temps.

Qui était-il vraiment ? On peut s'interroger sur la relativité de sa crédibilité. Accepté par beaucoup de gens comme vérité unique et intangible, il n'en demeure pas moins sujet à caution. En ce sens, nous pouvons nous sentir bien zététiques : nous ne sommes sûrs de rien. Nous doutons, mais ne dirons jamais « impossible ! ».

Le « Docteur miracle » ne se prenait d'ailleurs pas toujours au sérieux. Avec humour, il jouait sur le terme allemand « Wunder » qui signifie à la fois « miracle » et « étonnement » et indiquait qu'en fait les gens étaient toujours étonnés par ce qu'il faisait.[303]

Selon Martin Luther, l'homme peut s'adresser directement à Dieu. Point n'est besoin pour cela d'un intermédiaire.

Ellis Huber, président de l'Ordre des médecins de Berlin, déclare à propos des guérisons mentionnées par le « Groupe médico-scientifique spécialisé » : « *Ce n'est pas un docteur-miracle quel qu'il soit qui provoque les guérisons, mais uniquement le pouvoir de guérison que tout homme a en lui. Il existe bien des cas où des gens ont guéri parce qu'on leur a suggéré de prendre un médicament qui allait les aider à coup sûr* ».[304]

Il poursuit : « *Cela est comparable à ce qu'a pu vivre Robert Busse. Cet ingénieur diplomé de vingt six ans, travaillant chez Siemens, avait de l'asthme depuis l'enfance. Aujourd'hui il ne reste rien de sa maladie, si ce n'est sa voix un peu éraillée. Il est certain de devoir*

---

[303] Conférence de B. Gröning à Munich – Abschrift eines Vortrags Bruno Grönings in München bei Heilpraktiker Eugen Enderlin, 15. 9. 1950, S. 14 :

« *Es ist klar, wie der eine oder andere Kranke sich nach und nach und immer wieder noch wundert. Deswegen sagt man ja auch, der "Wunderdoktor". Nein, es ist nur ein Wundern* »

[304] Die Welt – 16. Oktober 1994 :

« *Nicht irgendein Wunderdoktor führe die Heilungen herbei, sondern allein die « Selbstheilungskraft des Menschen ». Es gebe in der Tat Fälle, in denen Menschen geheilt wurden, weil man ihnen suggerierte, sie nähmen jetzt ein Medikament, das mit Sicherheit helfen würde.* »

sa guérison à l'esprit de Bruno Gröning. Il a remercié le travailleur occasionnel, disparu à l'âge de cinquante trois ans et qui fit carrière après la guerre comme docteur miracle, en accrochant partout dans son appartement des portraits retouchés de lui et en lui empruntant même son vocabulaire. Le jeune homme parle beaucoup de la "bonne" et de la « mauvaise force », se « met en réception » de temps en temps non seulement pour lui mais aussi pour ses proches et prie pour que tous soient en bonne santé. »[305]

Bruno Gröning ne voulait pas de « partisans », « d'adhérents », de personnes dépendantes de sa doctrine. Seulement des gens qui croient et lui accordent leur confiance.[306]

Il fait un jeu de mots avec le terme allemand « Anhänger » qui désigne non seulement un partisan

---

[305] « Die Welt », 16. Oktober 1994 : « *So ähnlich könnte das bei Robert Busse gewesen sein. Der sechsundzwanzigjährige Diplomingenieur bei Siemens hatte Asthma seit seiner frühen Kindheit. Heute ist außer einer etwas verschnupft klingender Stimme nichts mehr von seiner Krankheit zu spüren. Seine Heilung, ist er sich sicher, hat er dem Geiste Bruno Grönings zu verdanken. Er dankt es dem dreiundfünfzigjährig verstorbenen Gelegenheitsarbeiter, der in den Nachkriegsjahren Karriere als Wunderheiler machte, indem er überall in seiner Wohnung retuschierte Porträts von ihm aufgehängt und auch sein Vokabular übernommen hat. Der junge Mann redet viel von der « guten und bösen Kraft », "stellt" sich hin und wieder nicht nur für sich, sondern auch für seine Familienangehörigen "ein", um auch sie gesund zu beten.* »

[306] Discours de B. Gröning à Krailling – Rede vom 5.10.1950 in Krailling bei München, S. 2 : « *Ich suche keine Anhänger, ich möchte niemand haben, der sich an mich anhängt. Wenn Sie sagen :'Ich habe Vertrauen zu Ihnen; ich glaube'-gut. Selbstverständlich : Vertrauen muß sein.* »

mais aussi une remorque qui ne serait qu'un fardeau supplémentaire ! [307]

La science matérialiste ne peut expliquer l'œuvre de Bruno Gröning. Pourtant, ses succès sont un fait historique et ne peuvent être niés.

La clé est offerte à l'homme et, s'il ne la perd pas par son manque de foi, sa distraction ou son égoïsme, il peut, comme le disait Jésus, « déplacer des montagnes » : *« En vérité, en vérité, je vous le dis : même si votre foi ne dépasse pas la taille d'un grain de moutarde, vous pouvez dire à cette montagne « déplace-toi de tel endroit à tel endroit », et elle le fera. Alors plus rien ne vous sera impossible. »*[308]

Alors que la faillite de la civilisation moderne est de plus en plus patente, les hommes qui refusent de se résigner et de battre en retraite, ne peuvent faire autrement que de réaliser pour eux-mêmes ce principe divin de demander et recevoir, en se reliant consciemment à cette force originelle : le courant guérisseur.

La technologie, qui promettait de nous rassembler,

---

[307] Conférence de B. Gröning à Munich – Abschrift eines Vortrags Bruno Grönings in München bei Heilpraktiker Eugen Enderlin, 15. 9. 1950, S. 9 :
« Also folglich wäre das ein Widersinn, wenn Menschen sagen, sie sind ein Gröning-Anhänger.Denn Anhänger ist immer eine Belastung. Nehmen wir einen kleinen Vergleich. Ein Auto mit dem Anhänger oder mit zwei oder dreien; das wäre eine Belastung »
[308] *Mt 17,20*

ne fait-elle pas que nous diviser ? Chacun d'entre nous, relié au monde entier par l'électronique, ne se sent-il pas de plus en plus seul ? Dans sa quête de sens, la science nous place sans cesse devant de nouvelles énigmes. Sa progression est exponentielle et le fossé se creuse entre les hommes qui se perdent dans un vide spirituel. Nous nous lançons dans l'astrologie, les expériences parapsychiques et les quêtes spirituelles.

Toutes ces pratiques ésotériques n'expriment-elles pas l'appel au secours de l'âme humaine solitaire et désespérée ?

Les signes précurseurs d'une ère nouvelle

Le Docteur Trampler écrivait déjà en 1949 dans son livre « Die große Umkehr » : *« Le sentiment que cette époque matérialiste s'approche de son anéantissement, s'est répandu dans le monde d'aujourd'hui. Mais, là aussi, divergent les esprits de ceux qui, dans une sorte d'abandon, se dirigent vers la catastrophe ou, s'ils font partie des puissants, espèrent survivre grâce à une morale de rapace et les autres qui, au milieu du grand chaos, conservent la certitude inébranlable qu'une nouvelle époque du vivant se fait jour [...] Même les personnes en bonne santé demandent si ses guérisons inexplicables (de Gröning) s'ajoutent aux signes avant-coureurs du grand tournant de tous les temps. »*[309]

---

[309] zitiert in : « Bruno Gröning : ich lebe, damit die Menschheit wird weiterleben können », Grete Häusler, 5. Auflage 1996, S. 31f. :

L'auteur de cette citation fait partie des premières personnes à avoir pressenti derrière l'œuvre de Bruno Gröning le signe avant-coureur d'un grand tournant. Ce qui est actuellement lié aux discussions à propos de la vibration plus élevée de la terre, de la montée dans la cinquième dimension et de l'influence de l'anneau de photons, était inconnu à l'époque.

L'anneau autour de la terre

« *La terre menace d'éclater, mais elle n'éclatera pas. Je pose un anneau autour d'elle* » déclarait Bruno Gröning.[310]

L'anneau de photons que Paul Otto Hesse appelle dans son livre « Der jüngste Tag » : « die manasische Strahlung » devrait éveiller chez l'homme de nouvelles capacités : « *Cette vibration qui est appelée ici « vibration manasienne », [...] est l'esprit guérisseur (le courant guérisseur) de la vibration d'amour du tout,*

« *Das Empfinden, daß das materialistische Zeitalter seiner Selbstvernichtung entgegengeht, ist in der Welt von heute allgemein. Aber auch hier scheiden sich die Geister jenen, die in dumpfer Verlassenheit der Katastrophe entgegentreiben oder, wenn sie zu den Mächtigen gehören, mit einer gewissen Raubtiermoral zu überdauern hoffen, und den anderen, die inmitten des großen Chaos den unerschütterlichen Glauben behalten, daß ein neues Zeitalter des Lebendigen anbricht [...] Auch die Gesunden fragen, ob seine [Grönings] unerklärlichen Heilungen sich zu den Zeichen fügen, die eine Wende aller Zeiten ankündigen.* »

310 zitiert in « Kompass Sekten und religiöse Weltanschauungen », Dr M. Pöhlmann, März 2005 : « *Die Erde droht zu zerspringen. Ich aber, lege einen Ring herum, dann kann sie nicht zerspringen* »

[…] ce rayonnement de lumière cosmique dans lequel tous les hommes qui seront admis, rayonneront […] *La puissance des vibrations de ce rayonnement manasien traverse l'ensemble des éléments et provoque des phénomènes inconnus jusqu'alors.* »[311]

La terre entourée d'un anneau sur lequel est représentée la silhouette de Bruno Gröning est d'ailleurs le symbole du Cercle des Amis.

L'ordre divin

Bien que la plupart des êtres humains se soient habitués à l'existence de la maladie comme faisant partie de leur quotidien, l'équilibre détruit va à l'encontre de l'harmonie naturelle et divine.

Selon Bruno Gröning, l'être humain serait un « miracle divin » qui, tel un « miracle de la technique », ne peut fonctionner que s'il est parfaitement en ordre, reçoit le courant, l'énergie, le bon voltage et si l'on sait bien le faire fonctionner.[312]

---

[311] « Machtwechsel auf der Erde », Armin Risi, S. 515-522 :
« Diese Schwingung, die hier Manasische Vibration genannt wird,[…] ist der heilende Geist (der Heilstrom) der Liebesschwingung des Alls selbst,[…] jene kosmische Lichtstrahlung, in der auch alle die Menschen strahlen werden, die angenommen werden[…] Die manasischen Strahlenvibrationen durchdringen in ihrer Wirkung sämtliche Elemente und rufen bisher unvorstellbare Erscheinungen hervor. »

[312] Conférence de B. Gröning « Que je m'adresse à vous aujourd'hui… » – Vortrag von Bruno Gröning : « Daß ich heute über das Mikrofon zu Ihnen spreche… » undatiert, S.4 : « Jeder Mensch ist ein göttliches Wunder […] Und dieses alles geschieht nur dann, wenn das Gerät, das

Si l'homme a foi en sa guérison et sa santé et vit en respectant l'ordre divin, il sera toujours à l'abri de la souffrance.

« *Mes paroles, ou mieux, ma foi en ce qui est bon m'a donné et me donne la force d'aider les hommes. C'est ainsi qu'est transmise à l'homme, jusqu'à présent sceptique, la foi en sa guérison, ce qui n'est autre en réalité que l'ordre divin. S'il continue à vivre ainsi dans l'ordre divin, il se sentira toujours libre de tous maux et sera ainsi optimiste et joyeux, c'est-à-dire qu'il approuvera le bien et Dieu lui-même. Il lui sera facile à l'avenir d'éviter toutes les souffrances auxquelles son corps est devenu sensible.* »[313]

Il répétait toujours que ce n'était pas lui qui soignait mais quelque chose : « cela », une force dont il était le canal : « *Le Christ disait : Ce n'est pas moi, mais ta foi qui t'a aidé. Et pour cette raison, j'aime*

---

technische Wunder, einwandfrei in Ordnung ist und es auch dementsprechend den Kraftstrom, die Energie, die richtige Voltzahl erhält und Sie dementsprechend auch das Gerät einzustellen wie zu bedienen wissen. »

[313] Article du prof. W. Schiebeler paru dans la revue "Wegbegleiter" – Artikel von Prof. Dr. Werner Schiebeler erschienen in der Zeitschrift "Wegbegleiter", Nr 3 / 2003, S. 4-39 : « *Meine Worte, oder besser gesagt, mein Glaube an das Gute gab und gibt mir die Kraft, den Menschen zu helfen. Mit diesem übernimmt der bisher noch Ungläubige den Glauben an seine Gesundheit, was ja nur in Wirklichkeit die göttliche Ordnung ist. So er weiterhin in der göttlichen Ordnung lebt, wird er sich immer frei von jeglichen Beschwerden fühlen und ist somit ein lebensfroh bejahender Mensch, d.h. er bejaht das Gute, Gott selbst. Es wird ihm in Zukunft ein Leichtes sein, jegliche Beschwerden, für die der Körper anfällig geworden ist, abzuwehren* »

souvent dire : ce n'est pas moi qui guéris, mais "cela" guérit. Aie confiance et crois, la force divine aide et guérit. »[314]

Il conseillait de suivre à la lettre l'enseignement du Christ : *« Nous les hommes, nous devrions agir fondamentalement selon la doctrine du Christ, c'est-à-dire simplement comme il nous l'a enseigné. Quand l'homme arrivera à croire à nouveau en ce qui est vraiment divin, il fera l'expérience de la guérison, s'il sait mettre sa foi en pratique. »*[315]

Il n'en voulait pas à ses « ennemis mortels » : « *Je vous fais savoir aussi que je reste si bien intentionné vis-à-vis de mes plus grands ennemis mortels que je leur souhaite encore de tout cœur ce qu'il y a de mieux. »*[316]

---

[314] Prof. Dr W. Schiebeler,"B.Gröning – seine aufsehenerregenden Heilungen », S. 19 :

« Christus sagte : « Nicht ich, sondern dein Glaube hat dir geholfen » Aus diesem Grunde sage ich sehr oft und gern : nicht ich heile, sondern "es" heilt. Vertraue und glaube, es hilft, es heilt die göttliche Kraft »

[315] zitiert in « B. Gröning – seine aufsehenerregenden Heilungen », Prof. Dr Schiebeler, S. 19 : *« Wir Menschen sollten grundsätzlich nach der Lehre Christi handeln, d.h. es einfach so tun, wie er es uns zu wissen gegeben hat. Wenn der Mensch an das wahre Göttliche wieder glauben kann, so wird er das Heil an sich selbst erfahren, wenn er den Glauben in die Tat umzusetzen weiß. »*

[316] Discours de B. Gröning au Traberhof – Abschrift des stenografischen Protokolls einer Rede Bruno Grönings von Anfang September 1949 am Traberhof bei Rosenheim, Freie Arbeitsgemeinschaft, Stephanskirchen, S. 3 :

« Auch ich gebe Ihnen zu wissen, daß ich meinen größten Todfeinden

Il disait que les hommes qui ont perdu la foi sont dignes eux aussi d'être aidés, à condition qu'ils soient prêts à l'accueillir à nouveau en eux et à vivre avec elle.[317]

Il avait reçu la mission d'aider tous les êtres humains de quelque nation ou religion qu'ils soient : « *Je vous ai déjà fait savoir que je ne demande à personne sa religion, sa nationalité. Car nous, tous les hommes qui pouvons vivre ici, sur cette grande terre divine, nous sommes tous reliés [...] Aimez votre prochain comme vous-même.* » [318] Religion : du latin religare, relier.

Et il voulait que la misère de tous les hommes, de tous les peuples prenne fin.[319]

La haine et l'envie, non seulement parmi les

---

immer noch so gut bin, daß ich ihnen immer noch das Allerbeste von Herzen wünsche »

[317] Discours de B. Gröning du 31 Août 1949 - Mitschrift einer Rede Bruno Grönings vom 31.8.1949 - Quelle : Dr Kurt TRAMPLER, « Die große Umkehr », S. 101-104 :

« *Auf der anderen Seite sind viele, viele Menschen, die vor Jahrzehnten den Glauben bereits verloren, jetzt aber bereit sind, ihn wieder in sich aufzunehmen und mit ihm zu leben. Auch denen sei die Hilfe zuteil.*

[318] Discours de B. Gröning au Traberhof - Rede B. Grönings von Anfang September 1949 am Traberhof, S. 2 :

« *Ich habe Ihnen immer laufend zu wissen gegeben, daß ich keinen Menschen frage nach der Religion, nach der Nation. Denn wir Menschen alle, die wir hier auf dieser großen, göttlichen Erde leben dürfen, gehören zueinander. Liebet Euren Nächsten wie Euch selbst!* »

[319] Discours de B. Gröning du 31 Août 1949 - Mitschrift einer Rede Bruno Grönings vom 31.8.1949 - Quelle : Dr Kurt TRAMPLER : « Die große Umkehr », S. 101-104 :

« *Dann hat das Elend nicht nur eines Volkes, sondern aller Völker, aller Menschen, mal ein Ende* »

Allemands, mais dans tous les peuples de la terre, doivent aussi disparaître. Et cela n'arrivera, selon lui, que lorsque chacun aura retrouvé le chemin de la foi. La paix dans le monde sera ainsi assurée.[320]

Bruno Gröning, un psychothérapeute, un « médecin de l'âme » ?

En 1949, il s'est soumis aux expériences du professeur Fischer, à Heidelberg : sa méthode, si elle s'avérait efficace, devait tomber dans le domaine de la psychothérapie. Si ce n'est que Gröning disposait d'autres capacités qui sont même jusqu'à maintenant inconnues de la psychothérapie.[321]

Un charisme que certains de ses détracteurs ne voulaient cependant pas reconnaître : le professeur Schorch, un ami du docteur Fischer déclarait : « *C'est un homme tout à fait primitif qui n'a d'ailleurs aucun charisme. La conscience de la mission dont il a souvent*

---

[320] Discours de B. Gröning du 31 Août 1949 – Mitschrift einer Rede Bruno Grönings vom 31.August 1949 – Quelle : Dr Kurt TRAMPLER : « Die große Umkehr », S.101-104 :

« *Bisher waren Haß und Neid, nicht nur unter den Deutschen, sondern unter allen Völkern der Erde. Auch dieses muß einmal ein Ende haben. Ein Ende hat es erst dann, wenn jeder den Weg zum Glauben zurückgefunden hat. Dann gibt es keine Gehässigkeiten unter ihnen, unter den Völkern der Erde. Und der Weltfriede ist dadurch gesichert* »

[321] Revue, 14. August 1949, Nr 27, S. 2 :

« *In den Bereich der Seelenheilkunde mußte Grönings Methode aber fallen, wenn sie sich tatsächlich als wirksam erwies. Es sei denn, Gröning verfügte über andere Kräfte, die auch der Psychotherapie bis heute noch unbekannt sind.* »

parlé, n'est que du théatre. Il est surtout très présomptueux. »[322]

Quand le professeur Fischer examina les jambes d'un enfant paralysé que Gröning venait de soigner, il constata que celles-ci s'étaient tout-à-coup réchauffées et que la circulation se faisait à nouveau normalement.

Il fit alors le rapprochement avec le « training autogène » qu'il commençait à pratiquer lui-même mais qu'il n'avait encore jamais réussi à utiliser avec succès dans les cas de paralysie spinale. Le « training autogène » avait été développé par le professeur I.H. Schulz, maître de conférences en psychothérapie à l'université de Jena. Ses méthodes n'étaient autres en fait que l'application de la pratique du yoga indien à la médecine européenne moderne. Les médecins qu'il avait formés à cette méthode pouvaient, par une influence psychique qu'il ne faut pas confondre avec l'hypnose, diriger la circulation sanguine de leurs patients vers certaines parties du corps. Mais le mot « training » implique qu'il fallait des semaines pour parvenir au résultat obtenu par Gröning en quelques instants.

C'est alors que le professeur Fischer pensa que le guérisseur disposait de forces psychothérapeutiques

---

322 Revue, 14. August 1949, Nr 27, S. 8 :
« Er ist ein ganz primitiver Mensch, vor allen Dingen hat er kein "Charisma". Das Sendungsbewußtsein, von dem er häufig geredet hat, ist reines Theater. Er handelt viel mehr aus Selbstüberheblichkeit »

inhabituelles ou qu'il avait accès à un champ vibratoire particulier.[323]

Instinctivement, Bruno Gröning aurait développé quelque chose de nouveau, entre l'autosuggestion et le training autogène, quand il demandait aux personnes qu'il soignait de se concentrer sur ce qu'elles ressentaient dans leur corps. En répétant souvent la question « Que ressentez vous maintenant dans votre corps ? »[324], il créait une attente qui induisait ensuite le changement désiré.

Il était contre l'hypnose.[325] Sa seconde épouse qui porte maintenant le nom de Josette Montesino, en témoigne : « *Il était absolument contre l'hypnose [...] Avec lui, il suffisait de ressentir.* »[326]

Puis elle cite ses paroles : « *Je ne pratique aucune suggestion, chacun a son libre-arbitre.* »[327]

---

[323] Revue Nr 27, 14. August 1949, S.18 :
« *Er war durch diesen Erfolg so gepackt, daß er zum ersten Male äußerte, er sei jetzt der Ansicht, daß Gröning über ungewöhnliche psychotherapeutische Kräfte, vielleicht über ein eigenes Strahlenfeld oder irgend etwas anderes verfüge, das im großen klinischen Versuch erforscht werden müsse..* »

[324] « *Was merken Sie jetzt in Ihrem Körper?* »

[325] L'hypnose, du grec "hupnoûn" : endormir, est une baisse du niveau de vigilance provoquée par suggestion, technique utilisée en psychothérapie (Petit Larousse)

[326] Scénario du film « Le phénomène Bruno Gröning », p. 8 – Film « Das Phänomen Bruno Gröning, Drehbuch, S. 8 : « *Er war absolut gegen Hypnose [...] Bei ihm musste man immer nur fühlen.* »

[327] ibid., S. 9 : « *Ich übe keine Suggestion aus, jeder hat den freien Willen.* »

Il connaissait bien le corps humain : « *Je pourrais vous donner, chers amis, beaucoup d'explications et de preuves sur le fonctionnement du corps humain et cela jusque dans les plus petits détails, si bien que vous pourrez dire : « Oui, Gröning a complètement disséqué le corps, il nous a tout expliqué, maintenant nous comprenons.* »[328]

Nous devrions passer à la pratique et observer notre propre corps afin de le connaître, de savoir comment il fonctionne et d'en faire exactement ce que nous voulons.[329]

Le physicien et psychothérapeute Germer de Marburg traita, pendant les expériences d'Heidelberg, les patients de Gröning, en utilisant les méthodes du guérisseur en plus de ses procédés habituels, et obtint les

---

328 Conférence de B. Gröning « Que je puisse m'adresser à vous… » – Vortrag Bruno Grönings : « Daß ich heute über das Mikrofon zu Ihnen spreche… », undatiert, S. 6 :
« *Ich könnte Ihnen, liebe Freunde, hier viele Aufklärung und auch viele Beweise dafür geben, wie der Körper eines Menschen beschaffen und auch die Funktionen dieses Körpers so weit, bis in den kleinsten Details erklären, daß auch Sie selbst sagen werden :« Ja, Gröning hat jetzt den Körper total zerlegt, er hat uns die Erklärung gegeben, jetzt ist es mir verständlich.* »

329 ibid. : « *Aber wenn ich dieses nur sage, liebe Freunde, so ist das nur die Theorie, bei weitem noch nicht die Praxis. Und ich halte es für sehr richtig, wenn Sie selbst jetzt zur eigenen Praxis übergehen, indem Sie Ihren eigenen Körper, das heißt an sich selbst es beginnen, sich selbst zu studieren, so daß Sie in der Lage sind, Ihren eigenen Körper soweit dahingehend zu studieren, kennen zu lernen, und daß auch Sie wissen, wie die Funktionen in Ihrem Körper überhaupt zustande kommen und was Sie da dann so alles in Ihrem Körper funktioniert, mit Ihrem Körper nicht nur was, sondern das tun können, grade was Sie wollen.* »

mêmes résultats ; il réussit même chez certains malades que Gröning n'arrivait pas à traiter. Ce qui permit à l'assemblée de médecins de conclure que Gröning possédait un talent naturel, primitif, pas toujours bien maîtrisé, ce qui pouvait conduire à des erreurs, mais très puissant dans le domaine de la psychothérapie et que certaines nouveautés dans la façon de procéder méritaient d'être examinées de plus près.[330]

Germer prouvait ainsi que les méthodes de Gröning étaient claires du point de vue scientifique et, par conséquent, devaient être reconnues.[331]

Et surtout, d'une manière très « fair play », il lui a ouvert la voie et a permis aux scientifiques présents de reconnaître ce qui faisait la nouveauté de ses méthodes.[332]

---

[330] Revue Nr 29, 28. August 1949, S. 8 : « *Die beobachtenden Wissenschaftler kamen bald zu der Überzeugung, daß in Gröning ein wildes, unbeherrschtes, zu manchen Fehlern neigendes, aber starkes Naturtalent zur Seelenbehandlung verkörpert sei. Sie gelangten zu dem Ergebnis, daß sich die Heilmethoden Grönings im Bereich der Psychotherapie, d.h. der Seelenheilkunde, bewegten, daß sie aber einige Neuheiten enthielten, die beachtet werden mußten. Maßgebend für das abschließende Gutachten über die Heidelberger Experimente [...] wurden die Behandlungsexperimente des obengenannten Marburger Psychotherapeuten Germer an Patienten Grönings. Er erzielte teils durch die von ihm schon lange im Bereich seiner Praxis mit großem Erfolg angewandten Methoden der Psychotherapie, teils durch Nachahmungsbehandlung mit Grönings Methoden die gleichen Effekte wie Gröning und hatte sogar bei einzelnen Patienten, die auf Gröning nicht reagiert hatten, Erfolg.* »

[331] ibid. : « *Er bewies damit, daß sich Grönings Heilkunst etwas wissenschaftlich Klares und daher im Grundsatz Anzuerkennendes ist* »

[332] ibid. :« *Entscheidend dabei ist, daß es Germer darauf ankam, Gröning*

Imposteur ou docteur miracle ?

Ses guérisons miraculeuses se trouvaient être une grâce venant du ciel pour les uns et, pour les autres, de la charlatanerie.

Le tragique dans sa vie fut que son extraordinaire efficacité n'entrait pas dans les normes. Il a commis l'erreur de ne jamais passer d'examens afin d'avoir le statut de guérisseur. En plus, il n'a pas su s'entourer de personnes sérieuses et honnêtes. Il aurait pu aussi exercer son art de façon plus discrète.

Il ne se soignait pas lui-même : il aurait dû mieux s'alimenter afin de réduire le déficit en iode qui provoquait son goître. On lui reprocha aussi son addiction au tabac.[333]

A sa mort, il fut calomnié par les journaux, à la radio et à la télévision : on parla des imbéciles qui s'étaient laissé berner par un bonimenteur. Un pasteur parla même de sorcellerie et d'hystérie générale.[334]

---

auf faire Weise den Weg zu bereiten und das Neue in seinen Methoden anzuerkennen. »

333 Prof. Dr. W. Schiebeler, « B. Gröning – seine aufsehenerregenden Heilungen », S. 24

« *Gröning mußte seinen ständig wachsenden Kropf doch auch wahrnehmen und etwas dagegen tun. Auf jeden Fall hätte er seine Jodmangelernährung umstellen müssen. Weiterhin war er starker Raucher […] Nikotinsucht und Heilen verhalten sich wie Feuer und Wasser* »

334 ibid. : « *Rundfunk und Fernsehen verleumdeten ihn und sprachen von*

Antonius Kirmayer, dans son livre : « Le guérisseur miraculeux Bruno Gröning vaincra ! », répond à la question : tromperie ou vérité ? : « *Le fait de déclarer qu'il s'agirait de tromperie est bien pratique, car cela dispense de toute observation et réflexion et confère aussitôt à celui qui juge ainsi l'apparence de l'observateur extrêmement consciencieux et scientifiquement crédible.* »[335]

Il poursuit : « *Certains proclament que c'est un saint et un prophète, d'autres le traitent de fantaisiste, de charlatan et d'imposteur ; les uns attribuent ses pouvoirs curatifs au magnétisme, à la force électrique, les autres à la sympathie et à l'imagination.* »[336]

Pour Kirmayer, il s'agirait plutôt de la force de l'amour : « *Le magnétisme de l'amour crée et maintient toute chose.* »[337]

La foi et l'amour qui font fuir la crainte : « *Bruno*

---

den "Dummen", die einem "Schwindler" auf den Leim gegangen seien. Ein Pastor verstieg sich sogar in einer Rundfunkandacht dazu, von "Hexenwahn" und "Massenhysterie" zu sprechen. »

335 Antonius Kirmayer, « Der Wunderheiler Bruno Gröning siegt! » S. 2 : *« Die Erklärung, es lägen Betrügereien vor, ist ja so bequem, erspart alles Beobachten und Nachdenken, und gibt sofort dem so Urteilenden den Anstrich eines äußerst gewissenhaften und wissenschaftlich brauchbaren Beobachters. »*

336 Antonius Kirmayer : « Der Wunderheiler Bruno Gröning siegt ! », S. 12 : *« Einige verkündigen ihn [...] als einen heiligmäßigen und prophetischen Mann, andere tadeln ihn als einen Phantasten, Charlatan und Betrüger; einige schreiben seine Kurart dem Magnet, der elektrischen Kraft, andere der Sympathie und Einbildungskraft zu »*

337 ibid., S. 15 : *« Der Magnetismus der Liebe ist der Urheber und Erhalter aller Dinge. »*

Gröning vit libre de toute crainte... La foi, l'amour et l'espérance sont l'armure inébranlable de tout être humain conscient, comme la science a fini aussi par le reconnaître. »[338]

Dans le film « Le phénomène Bruno Gröning », un médecin de l'époque déclare, lorsqu'on lui annonce des guérisons : « *Ils sont payés ; ils ne font que simuler la guérison.* »[339]

Cependant, les examens médicaux prouvaient la véracité des guérisons.

Selon les médecins témoins des guérisons obtenues lors des expériences, Bruno Gröning n'est ni un charlatan, ni un hypnotiseur, mais un psychothérapeute n'ayant pas fait d'études médicales mais possédant un don.

Par compassion ingénue, naturelle et conviction religieuse, il s'efforce de soulager les souffrances psychiques de son prochain ainsi que les maladies organiques qu'elles provoquent.[340]

---

[338] ibid., S. 16 : « *Bruno Gröning lebt frei von Furcht.... Glaube, Liebe, Hoffnung sind das unerschütterliche Gerüst jedes bewußt lebenden Menschen, wie dies inzwischen auch die Wissenschaft erkannt hat.* »

[339] Scénario du film : « Le phénomène Bruno Gröning », scène dans le cabinet du médecin, p. 5 – Film : « Das Phänomen Bruno Gröning », Drehbuch, S. 5, 4. Szene – Arztpraxis :

Fritz : « Da waren so viele Kranke, in Rollstühlen, auf Tragbahren. Und plötzlich, plötzlich sind da welche aufgestanden »

Arzt (genervt) : « Die werden bezahlt. Die spielen doch nur die Geheilten. »

[340] Revue Nr 29, 28. August 1949, S. 9 :

Il affirme que les souffrances des hommes sont dues à des causes psychiques dont il faut se décharger.[341] Il voit le lien corporel, la forme de la maladie ayant un rapport précis avec la structure du conflit inconscient.

Il n'a pas la prétention d'être un prophète ni un messie. Mais son charisme est plus accentué par ses succès surestimés et propagés sans discernement dans la presse et par la vénération aveugle, parfois interessée, de son entourage, que ce n'est le cas chez les autres psychothérapeutes, qu'ils soient médecins ou non.[342]

« Bruno Gröning ist kein Scharlatan, kein Hypnotiseur, kein Wunderdoktor, sondern ein begabter, nichtärztlicher Psychotherapeut (Seelenarzt) Er bemüht sich, aus kindlich naturhaftem und auch religiös begründetem Mitgefühl heraus, den Menschen in ihren seelisch bedingten Leiden (psychogenen Leiden) zu helfen und die damit zusammenhängenden, nach außen zum großen Teil, "organisch" auftretenden Krankheiten (psychosomatische Erkrankungen) zu heilen. »

341 Conférence de B. Gröning à Munich – Abschrift eines Vortrags Bruno Grönings vom 15.9.1950 in München bei Heilpraktiker Eugen Enderlin, S. 1 :

« Also sieht es hier so aus, daß jeder Kranke sich seelisch entlasten muß. Ich behaupte nach wie vor, daß die Leiden aller Menschen seelisch bedingt sind »

342 Revue Nr 29, 28. August 1949, S. 9 :

« Er maßt sich nicht an, ein Prophet oder Messias zu sein. Er hat aber ein gläubiges Sendungsbewußtsein, das durch die in der Presse wahllos propagierten oder überbetonten Erfolge und durch die blinde Verehrung oder aber berechnende Bewunderung seiner bisherigen Umgebung stärker gestützt ist, als es sonst bei geschulten, ärztlichen oder nicht ärztlichen Psychotherapeuten der Fall ist. »

A l'époque, les psychothérapeutes étaient rares, parce qu'il fallait pour cela une prédisposition et une formation longue mais pas encore réglementée, et ils exerçaient soit avec un diplôme de médecin ou de psychologue, soit, s'ils n'avaient pas fait les études requises, en collaboration avec un médecin.[343]

Bruno Gröning a souffert de difficultés dues à des médecins étroits d'esprit qui ne s'intéressaient encore qu'au côté physique des maladies.[344]

Mais il est vrai qu'en supprimant les symptômes, il risquait de masquer une maladie grave ou d'empêcher une opération urgente.

Peut-être la relation particulière qu'il créait avec le malade pouvait-elle entraîner une dépendance vis-à-vis de ce guérisseur doué aussi de clairvoyance.

Sigmund Freud, père de la psychanalyse au début du vingtième siècle, a eu, le premier, l'intuition que nos souffrances avaient un sens caché en nous-mêmes. Un jour, à Vienne, l'une de ses patientes se jette à son cou. D'abord désorienté par ces démonstrations d'affection, il saisit qu'elles sont la

---

[343] Revue Nr 29, 28 August 1949, S. 9 : « *Ein Psychotherapeut – es gibt in Deutschland nur sehr wenige, weil dazu eine besondere Veranlagung und eine in Deutschland noch nicht geregelte langwierige Ausbildung gehörten – übt seine Praxis aus auf Grund eines medizinischen oder psychologischen Studiums oder als Nichtarzt in Zusammenarbeit mit einem Arzt.* »

[344] ibid. : « *Gröning leidet unter den Schwierigkeiten, welche engstirnige, einseitige, nur auf die körperliche Seite der Krankenheiten eingestellte Ärzte der Psychotherapie machen.* »

conséquence du lien thérapeutique quel qu'il soit. Il vient de découvrir le « transfert ».

Freud a découvert qu'il pouvait souvent obtenir des résultats qu'on appellerait aujourd'hui « miracles ». Il s'agit de personnes qui ont perdu la vue, sont devenues sourdes, se sont retrouvées dans un fauteuil roulant ou qui souffrent d'autres affections pour des raisons psychosomatiques – afin d'échapper à un abus verbal, à un travail insatisfaisant, à des souvenirs traumatiques, etc… Les problèmes psychologiques auxquels elles sont confrontées se divisent en catégories de base, bien que les détails spécifiques soient infinis.

Selon Guy Corneau, psychanalyste québécois, la maladie (« mal a dit ») serait une solution de survie : elle viendrait délivrer la pensée d'un souci ou serait une façon de s'adapter à une situation qui fait peur.

On est alors « *éloigné de la souplesse des élans créateurs, qui expriment la fluidité du mouvement vital* »[345]

Les conflits humains et les carences d'amour pourraient être à l'origine de la plupart de nos maladies. Elles traduiraient un écart entre notre situation présente et notre nature spirituelle originelle, dû à la faillibilité de l'esprit et des sens.

---

[345] « Victime des autres, bourreau de soi-même », p. 183. Guy Corneau a fait ses études à l'institut Jung de Zürich.

Les guérisons par la foi, perçues comme des évènements miraculeux, trouvent ainsi une explication rationnelle, de même que la compréhension de l'électricité statique et des ondes sonores a fait passer le tonnerre et les éclairs du domaine mystique des « dieux coléreux » au domaine terrestre de la science.

Ce n'est pas de la magie, c'est de la psychologie.

Contrairement aux résultats obtenus par les psycho-thérapeutes dans l'ombre de leur cabinet, les succès de Bruno Gröning furent largement diffusés par les campagnes de presse.

Mais ce qui fait la différence chez ce guérisseur, c'est sans doute son grand pouvoir d'intuition, sa faculté à se mettre dans la situation de son patient, à s'identifier à lui, à ressentir ses maux : tout cela exprimé en allemand par un seul terme : « das Einfühlungvermögen ». On dirait aujourd'hui « l'empathie », c'est-à-dire, d'après la définition du dictionnaire Larousse : « un mode de connaissance intuitive d'autrui, qui repose sur la capacité de se mettre à la place de l'autre »

Chez Bruno Gröning, ce don est lié à un autre talent naturel : la façon adroite dont il traite les gens. Ces deux qualités proviennent de sa nature optimiste, ouverte aux autres ainsi que de son assurance et de sa détermination.[346]

---

[346] Revue Nr 29, 28. August 1949, S. 9 : « *Seine entscheidende Grundbegabung dafür ist sein überdurchschnittliches seelisches*

Nous pouvons dire, en termes de psychomorphologie, que son très grand front est signe de sagesse et de connaissance, les pommettes hautes et marquées indiquent une grande exigence, la fidélité à l'idéal. Les rides profondes de part et d'autre de la bouche sont l'indice de beaucoup de sérieux et le menton carré le signe d'une grande force. Le sillon séparant le front en deux parties montre la bonne utilisation des deux hémisphères du cerveau.

Un être sensible, tel Bruno Gröning, qui s'intéresse aux personnalités, peut lire dans les pensées comme dans un livre. Il reçoit des signaux du ton de la voix d'une personne, il lit les expressions subtiles, le langage du corps, les moindres réactions du visage, les niveaux d'énergie.

Ses diagnostics et guérisons à distance tombent dans le domaine de la parapsychologie et ne peuvent être expliqués scientifiquement.

Le champ vibratoire

Bruno Gröning avait-il accès à un champ vibratoire qui lui permettait d'établir un contact avec le système nerveux de ses patients ? A Heidelberg, il fut constaté à

Einfühlungsvermögen in andere Menschen. Es ist verbunden mit einem Naturtalent zu geschickter Menschenbehandlung. Beide Veranlagungen entspringen seinem optimistischen andere Menschen unmittelbar ansprechenden Wesen, das außerdem noch durch eine zielklare Selbstsicherheit bestimmt ist. »

l'aide d'une baguette de sourcier que cet homme disposait bien d'un champ de force puissant.[347]

Il parlait de « rayonnements » ou d'« émissions »[348] et de « fréquence d'ondes ».[349]

C'est sans doute ce qui lui permettait d'arriver très vite à des résultats que d'autres thérapeutes n'atteignaient qu'après de longues séances dans leur cabinet.

Plus on avance dans l'exploration de ce monde, plus on s'aperçoit que tout est vibratoire. Chaque cellule de notre corps vibre, comme chaque atome de l'univers, sur une longueur d'onde précise. L'electricité, le magnétisme, la lumière, les sons, les couleurs, les ondes de forme, la chaleur sont des vibrations. On s'est intéressé à l'action des différentes longueurs d'ondes lumineuses sur les organismes. Et aujourd'hui, on sait que chaque fréquence joue un rôle spécifique dans les processus de régulation de notre métabolisme. La matière n'est-elle pas de

---

[347] Revue Nr 30, 4. September 1949, S. 10 : « *Nachdem wir festgestellt hatten, daß gute Wünschelrutengänger in der Lage sind, auch die Kraftfelder von Menschen in ihrer Stärke abzutasten, ließen wir Gröning mit der Wünschelrute "abmessen". Hierbei wurde das Vorhandensein eines starken Kraftfeldes festgestellt.* »

[348] Discours de B. Gröning à Krailling – Rede Bruno Grönings in Krailling, S. 6 :

« *Dieses, mein Tun und Wirken, meine Ausstrahlungen, die kann mir kein Mensch verbieten* »

[349] ibid., S.4 : « *Denn es wird nur dieser Weg angesprochen. Auf den kommt der Wellenbereich* »

l'énergie vibrant à des fréquences différentes ?

En mettant à jour et en traitant les symptômes d'une époque marquée par l'histoire, Bruno Gröning a montré que la médecine classique et la psychothérapie étaient complémentaires.

Erwin Liek, l'un des précurseurs de la médecine ouverte aux problèmes psychiques, a passé en revue les « docteurs-miracle » de tous les temps, dans son livre : « Le miracle dans la médecine » Il nous montre ceux qui sont montés comme des météores, sont devenus célèbres et ont disparu aussi vite, sans laisser de traces. Il leur oppose ceux dont l'action – si modeste soit-elle – fut une étincelle : *« Ce sont eux qui allumèrent des révolutions dans la science, qui eurent pour conséquence non pas l'anarchie mais le progrès. »*[350]

Le malade cherchant partout de l'aide trouvera toujours de nouvelles voies. Le médecin du futur devra traiter l'homme dans son intégralité, en tenant compte de son destin, concluaient les journalistes chargés d'observer les méthodes de Bruno Gröning en 1949.[351]

---

[350] Revue Nr 30, 4. September 1949, S. 12 : *« An ihnen konnten sich Revolutionen in der Wissenschaft entzünden, die nicht Anarchie, sondern Fortschritt zur Folge hatten. »*

[351] Revue Nr 32, 18. September 1949, S. 19 : "Der nach Heilung herumirrende Patient wird neue Wege der Heilung finden. Der Arzt der Zukunft wird mehr als bisher den ganzen Menschen und diesen Menschen aus dem Blickpunkt seines Schicksals behandeln."

« *Cela ne peut être arrêté. Dans le monde entier, la guérison doit s'accomplir* » déclarait Bruno Gröning.[352]

Une voie ouverte à la recherche qui ferait bien, selon les termes du guérisseur, de s'intéresser à son cas : « *A mon avis, la science devrait s'intéresser vivement à mon existence, ne serait-ce que parce que mon action stimule la recherche pour une tâche d'avenir.* »[353]

---

[352] in « B. Gröning – seine aufsehenerregenden Heilungen », Prof. Dr W. Schiebeler,
S. 5 : « *Aufzuhalten ist es nicht. In der ganzen Welt soll sich die Heilung vollziehen.* »
[353] ibid., S. 18 :
« *Für mein Sein müßte sich m.E. die Wissenschaft von heute sehr interessieren, allein schon deshalb, da mein Tun eine Anregung zur Forschung gibt, und zwar für eine Aufgabe von morgen.* »

Conclusion

Dans sa conférence du 5 Octobre 1950 à Krailling près de Munich, Bruno Gröning déclarait : « *Depuis que j'ai reçu, l'année dernière, l'interdiction écrite de soigner, je n'ai plus parlé de guérison. Mais j'ai prouvé aux hommes que je n'ai pas besoin de me tenir devant eux en personne. J'en ai donné la preuve à Hamburg, à Herford, dans d'autres endroits et au Traberhof, alors qu'avaient lieu des guérisons de masse […] Et c'est pourquoi je me tiens aujourd'hui devant les pauvres gens comme un panneau indicateur qui les ramène sur le vrai chemin divin.*[354]

---

[354] Conférence de B. Gröning à Krailling – Vortrag vom 5. Oktober 1950 in Krailling, Ausgesuchte Veröffentlichungen, Rolf Linnemann, S. 1 : *« So habe ich, seitdem ich im vergangenen Jahr das schriftliche Verbot erhielt, nicht mehr von Heilung gesprochen. Ich habe aber den Menschen bewiesen, daß ich nicht persönlich vor ihnen stehen muß. Ich habe das in Hamburg, Herford, anderen Orten und am Traberhof bewiesen, indem dort Massenfernheilungen geschahen. Und deswegen stehe ich heute vorerst vor den armen Menschen als Wegweiser, der den Menschen wieder auf den wahren göttlichen Weg zurückführt. »*

Bruno Gröning : un « petit mécanicien », un « émetteur », un « transformateur », « un panneau indicateur » qui montre le chemin.

Et, pour ouvrir la voie à l'humanité, il construit même un pont : « *Le pont qui conduit à ce vrai chemin divin, je l'ai reconstruit et vous êtes dessus* »[355]

Le moment de la « grande conversion » est venu.[356]

C'est la « transmutation » de Jung.

« *Enfin, c'est cassé !* » *pourrait s'exclamer le psychothérapeute. Enfin le mécanisme de suradaptation au monde extérieur et la quête de reconnaissance viennent de se briser [...] Le mouvement est renversé – ce mouvement qui, tourné vers la conquête extérieure, avait atrophié notre mouvement intérieur, telles ces occupations frénétiques qui nous empêchent de penser à nous-mêmes* »[357]

Un psychiatre polonais, Kazimierz Dabrowski, évoque cette lente mise au monde de l'autonomie et de l'harmonie intérieure. Il l'appelle la « désintégration positive », terme repris par Guy Corneau à propos de l'incarnation de l'élan vital dans la réalité de tous les jours : « *introduire la lumière au cœur de la matière*

---

[355] ibid., S. 2 : « *Die Brücke, die zu diesem wahren göttlichen Weg führt, habe ich wieder aufgebaut, über die Sie jetzt gehen* »

[356] Discours de B. Gröning à Krailling – Rede vom 5. 10. 1950 in Krailling bei München, S. 2 : « *Aber dafür zeige ich Ihnen nun einen neuen Weg, und das ist zur Zeit die große Umkehr!* »

[357] Guy Corneau, « Victime des autres, bourreau de soi-même », p. 138

pour rendre celle-ci transparente au souffle de vie – ce qui ne peut se faire sans une succession de profondes désintégrations positives. »[358]

Boris Cyrulnik, éthologue et neuropsychiatre français, pionnier du concept de « résilience », fait état de cette capacité que l'on a à survivre en dépit des obstacles.[359]

En inversant la tendance, en respectant les règles du jeu, tel l'automobiliste qui se soumet au code de la route, on peut devenir maître de sa vie.[360]

De même que l'homme peut développer la puissance de ses muscles, il peut aussi arriver à vivre « en conscience », c'est-à-dire contrôler ses actes et être responsable. Il n'a pas le pouvoir sur les circonstances, mais il est libre de ses réactions : « Nous ne sommes pas perturbés par les faits, mais par notre perception de ceux-ci » déclarait le philosophe grec Epictète.[361]

Au bout du compte, il ne s'agit que d'un changement de perspective.

L'artiste dévoile la profondeur parce qu'il prend du recul par rapport au visible.

---

[358] ibid., p. 240

[359] Boris Cyrulnik : « Un merveilleux malheur »

[360] « *Ich gebe Ihnen die Spielregeln des Lebens, damit Sie Meister im Leben werden* » in : « Die Lehre Bruno Grönings », brunogroening.org

[361] Epictète : « L'Encheiridion » V

« En fait, le monde est malade parce qu'il lui manque cette triple vénération dans laquelle Goethe voyait la réalisation de la véritable humanité : le respect de ce qui est au-dessus de nous : Dieu, le respect de ce qui est avec nous : notre prochain et le respect de ce qui est en dessous de nous : la nature. Si l'homme ne prend pas soin de tout ce qui vit, s'il lui manque la douce vénération de la création […], c'est alors précisément que se brise le lien grâce auquel il est capable de s'insérer harmonieusement dans la nature vivante et de contrôler son savoir et ses actes par sa conscience ; et c'est alors qu'il s'élève comme un rapace au-dessus de la nature sans se douter qu'il détruit pour lui en même temps que pour les générations futures ce qu'il lui a ravi. »[362]

Comme le proclame René Descartes, philosophe et mathématicien français, en 1637 dans son « Discours de la méthode », l'homme occidental s'arrache à la nature.

---

[362] Dr. Kurt Trampler, « Die große Umkehr » S. 2 :
« Daran krankt die Welt in der Tat, dass ihr jene dreifache Ehrfurcht fehlt, in der Goethe das wahre Menschentum verwirklicht sah : Die Ehrfurcht vor dem, was über uns ist-vor Gott; die Ehrfurcht vor dem, was mit uns ist-vor unserem Nächsten ; die Ehrfurcht vor dem, was unter uns ist – vor der Natur. Fehlt diese behutsame Achtung vor dem Leben, fehlt die ruhige Verehrung der Schöpfung […], dann zerreißt eben jene Bindung, durch die er allein der harmonischen Einordnung in die belebte Natur und der Kontrolle seines Wissens und Handelns durch das Gewissen fähig ist und er erhebt sich als räuberischer Nutznießer über die Natur, ohne zu ahnen, dass er sich und den kommenden Generationen zerstört, was er ihr durch Raubbau abringt. »

Il n'est plus un « habitant du monde » mais devient « maître et possesseur de la nature »[363]

Jacques Rubinstein déclare dans son ouvrage sur le chamanisme « Le chamanisme. Secrets et méthodes pour réussir » : « *Trop tôt nous avions perdu le chemin du naturel pour construire autour de nos êtres des systèmes de vie qui n'avaient que peu à apporter aux hommes.* »[364]

Le chamanisme est la plus ancienne des voies spirituelles de la Terre, la « religion naturelle » à propos de laquelle Patrick Dacquay écrit dans son ouvrage « Renaissance du chamanisme occidental » : « *Elle a survécu jusqu'à nos jours chez les peuples dits"primitifs", c'est-à-dire, au sens noble, premier, plus près de la Source [...] Dans les années 1970, Carlos Castaneda faisait connaître la pensée traditionnelle du nagual toltèque Don Juan Maltus [...] Comme dans le druidisme pré-chrétien, comme dans le paganisme, tous deux jamais complètement éradiqués, l'homme comprend qu'il peut retrouver Dieu à travers la nature [...] La conscience chamanique a été récemment réactivée en Occident grâce aux chamans de ces peuples. Préservés du matérialisme qui a submergé l'Occident et du rationalisme qui en fut la cause, ils permettent à la pensée occidentale de se reconnecter aux connaissances perdues et de retrouver certaines*

[363] R. Descartes : « Discours de la méthode », chapitre 6

[364] p. 57

pratiques hermétiques que l'Inquisition n'a jamais pu complètement éradiquer. De nombreux courants ésotériques ont toujours continué d'affirmer à travers les siècles l'unité du Tout. »[365]

Une culture chamanique a une approche holistique de la vie. Elle voit la Terre, les animaux et les hommes comme des parties d'une entité en évolution. Le « chaman », en sibérien : « homme ou femme-médecine », est un guérisseur qui travaille avec les esprits des différents règnes de la Terre ainsi qu'avec les énergies célestes (guides, maîtres spirituels…) Il utilise les vibrations émises par ces énergies pour la guérison des âmes et des corps malades. L'expérimentation du chamanisme permet une élévation vibratoire propice à la cicatrisation des blessures du corps, du cœur et de l'esprit.

Les aborigènes d'Australie qui vivent en communion étroite avec la nature, croient que toutes les maladies résultent d'une rupture de l'harmonie de l'esprit : l'« effet nocebo », effet nuisible de facteurs psychologiques stressants et de croyances négatives.

Quand l'esprit est apaisé, les tensions musculaires et nerveuses disparaissent, le calme et la guérison s'installent. N'est-ce pas le principe de la médecine chinoise : faire en sorte que l'énergie circule de manière égale dans tout l'être, permettant à chaque

---

[365] patrickdacquay.com

organe de fonctionner harmonieusement ?

A la fin du dix-huitième siècle, le romantisme allemand est le premier grand mouvement de « réenchantement » du monde, contestation de la conception matérialiste et mécaniste de la société moderne occidentale. Selon les romantiques, l'homme, le cosmos et le divin sont en étroite relation et constituent une harmonie, une totalité infinie. La quête de l'homme serait de parvenir à cette unité.

Ils vont réhabiliter les mythes et les contes populaires (frères Grimm) et l'idée de l'âme du monde, l'« anima mundi » des Anciens. Ils vont inventer une science de la nature : la « Naturphilosophie ».

En 1800, Friedrich von Schlegel, écrivain allemand orientaliste, affirme que c'est en Orient que nous devons chercher le romantisme suprême.

En 1912, Rudolf Steiner, philosophe autrichien, fonde l'« Anthroposophie », mouvement issu de la « Société théosophique » créée à New york en 1875 par Elena Blavatsky qui prétendait tirer ses enseignements de maîtres spirituels qu'elle aurait rencontrés au Tibet.

Pour l'anthroposophe, le monde et l'homme se répondent à travers un jeu de correspondances subtiles.

L'être humain ne se distingue-t-il pas de l'animal par sa capacité à symboliser les choses, c'est-à-dire à associer des éléments séparés ? C'est ce qui a donné naissance à l'art, à l'écriture, à la religion.

Le psychologue suisse Carl Gustav Jung montrera que le retour de l'irrationnel correspond au besoin de mythes et de symboles qu'éprouve l'homme contemporain.

Mais la raison humaine n'a-t-elle pas toujours critiqué, vilipendé ce qui était nouveau et refusé de croire en ceux qui avaient peut-être raison trop tôt ?... Jusqu'au moment où le cœur de l'affaire s'imposait et où la vérité devenait réalité.[366]

Rappelons cette phrase d'un des plus grands savants du vingtième siècle : Linus Pauling, chimiste américain, prix Nobel de chimie en 1954 et de la paix en 1962 : *« En science, tout progrès est une hérésie »* Le mot « heresia », en grec, signifie l'opinion personnelle, l'option, le libre choix de chacun face à tout ce qui fait discussion.

Il est immoral que les connaissances de l'homme s'opposent alors qu'elles devraient se concilier.

Franz Mesmer, médecin allemand installé en France, avait subrepticement posé les bases de la médecine psycho-somatique. Mais le prétendu « magnétisme » de Mesmer fut réfuté par la commission d'enquête sur une théorie « paranormale », présidée par Antoine de Lavoisier, chimiste français, à qui on coupa

---

[366] « Ausgesuchte Veröffentlichungen », Rolf Linnemann, S. 18 : « *War es nicht immer schon so, daß der Verstand des Menschen das "Neue" kritisierte und sogar verspottete, bis sich der wahre Kern durchsetzte und die Wahrheit zur Wirklichkeit wurde.* »

la tête un peu plus tard…

J.C. Maxwell, physicien écossais, puis Heinrich Hertz, ingénieur et physicien allemand, découvriront à la fin du dix-neuvième siècle les ondes électromagnétiques qui servent à communiquer mais aussi à soigner. On sait aujourd'hui que les champs magnétiques et électriques peuvent rendre malade ou soigner. Il semble de plus en plus évident que les cellules vivantes communiquent entre elles au moyen d'ondes électromagnétiques.

De nombreux chercheurs se sont posé des questions sur l'existence de ce qu'ils appelaient au début du vingtième siècle : « l'éther ». Comme Einstein dans une conférence intitulée : « L'éther et la théorie de la relativité » qu'il fit en 1920 à l'université de Leyde, aux Pays-Bas, ils se demandèrent quelles pouvaient être les lois, les propriétés de la matière non pondérable.

Actuellement, des scientifiques japonais, américains et européens considèrent que l'espace est rempli par un champ d'énergie dont la concentration est extrêmement élevée et estiment sa tension à plus de huit cent millions de volts par centimètre cube. Ce champ n'appartient pas au spectre des ondes electro-magnétiques : on le nomme « champ tachyon ». En 1966, le physicien américain Gerald Feinberg a défini les tachyons comme des « particules subatomiques plus rapides que la lumière ». Mais leur vitesse n'est pas constante et leur chargement en énergie se produit lorsqu'ils ralentissent ; il en résulte un champ énergétique de haute densité.

Cette même énergie est connue depuis des siècles sous différents noms : chi, orgon, plasma, bio-énergie… Ces champs tachyoniques ont une action très positive sur le corps humain. Ils contiennent en effet les informations originelles dont chaque organisme a impérativement besoin pour son existence. Par ailleurs, ils exercent une action purifiante sur les champs électro-magnétiques (« electrosmog »). D'où l'interêt de trouver le moyen d'utiliser cette énergie pour réorganiser la matière, la nettoyer et aider à la restructuration de tout organisme vivant. Il s'avère désormais que l'on peut transformer cette énergie, dont le champ entoure la Terre, en d'autres formes d'énergie : thermique, électrique et induction électromagnétique. C'est sur ce principe de transformation de l'énergie de l'espace en énergie utilisable que Nikola Tesla, physicien yougoslave, a concentré ses recherches, pensant que très prochainement l'humanité capterait partout cette puissance illimitée. Cette énergie peut être stockée sur un support capteur qui deviendra à son tour émetteur et la rayonnera autour de lui sous forme vibratoire : c'est le cas des « plaques Tesla ». De par sa nature « neguentropique » (tendance d'un système vers l'ordre), le champ tachyon a la propriété de restaurer l'ordre et la cohérence dans le chaos, équilibrant alors les différents champs énergétiques du corps et stimulant les processus intrinsèques de guérison.

Le guérisseur ouvrirait donc une porte vers un niveau supérieur d'organisation de la matière.

Les atomes et les molécules obéissent à la « mécanique quantique », théorie de l'infiniment petit développée entre 1920 et 1935 par Erwin Schrödinger[367] et Werner Heisenberg[368] et selon laquelle les particules de matière interagissent par l'échange de petits paquets d'énergie appelés « quanta ». Ces idées ont permis de décrire l'électromagnétisme et les forces nucléaires encore mal connues.

Patrick Dacquay évoque le « *choc des découvertes de la physique sub-atomique* », sous lequel les savants du vingtième siècle « *ont vu se dérober les fondements de la science rationnelle* ».

Il poursuit : « *La physique atomique donna aux scientifiques les premiers aperçus sur la nature essentielle des choses. Comme les mystiques, les physiciens s'occupaient maintenant d'expériences non sensorielles de la réalité et, comme eux, ils avaient à affronter l'aspect paradoxal de cette expérience. Par suite, les modèles et les images de la physique*

[367] Erwin Schrödinger, physicien autrichien, prix Nobel en 1933 pour ses travaux en mécanique ondulatoire : « Die gegenwärtige Situation der Quantenmechanik »

[368] Werner Heisenberg, physicien allemand, prix Nobel en 1932 pour ses travaux sur les atomes et la physique quantique : « Quantentheorie und Philosophie »

moderne s'apparentèrent à ceux de la philosophie orientale. Nous donnerons comme exemples probants : « la relation d'incertitude d'Heisenberg » [...] et le « paradoxe du chat de Schrödinger ». Ces expérimentations scientifiques récentes permettent de penser qu'un niveau de réalité échappe au temps, à l'espace, à l'énergie et à la matière. »[369]

Parce que tout émet une vibration, il serait donc possible qu'il existe une vibration d'équilibre (chi, prana, tachyons…) qui permettrait non pas de supprimer les vibrations nocives, mais de diminuer les perturbations contrariantes qu'elles engendrent au niveau de l'humain. Par exemple, avec le système P.I.E. (Porteur d'Information d'Energie), un support émet en permanence un champ vibratoire d'équilibre, destiné à réorganiser, à harmoniser l'équilibre énergétique de l'être humain.

Wilhelm Reich, psychiatre allemand, disciple puis rival de Freud, pionnier des thérapies « psycho-corporelles », parlait de « l'orgone », une énergie émise par les cellules vivantes qui se libérerait au moment de l'orgasme. Mais, pour Reich, cette énergie, loin d'être confinée au seul plaisir sexuel, serait essentielle à tous les aspects d'une vie saine. Elle seule pourrait délivrer l'homme de l'angoisse et le mener au bonheur. Il la captait dans des accumulateurs et s'en servait pour soigner – d'où ses ennuis avec la médecine officielle. Le

---

[369] patrickdacquay.com

concept d'"orgone" rejoindrait ceux du "chi" chinois, du "prana" indien, du "hado" japonais ou de ce que les chercheurs appellent maintenant : « courant bio-énergétique » ou « énergie subtile ». Or Reich est mort en 1957, emprisonné dans un asile de fous et ses livres ont été brûlés par la police…

Mais tout ce qui n'est pas science n'est pas dépourvu de sens.

Le manque de confiance et les échecs résultent de la méconnaissance des mécanismes de l'esprit et l'on s'empoisonne peu à peu, en abreuvant notre subconscient de pensées destructrices.

La science, la physique notamment, n'ont-elles pas révélé des connexions jusque-là insoupconnées ?

La psycho-neuro-immunologie, née il y a une quinzaine d'années, est une science qui étudie les rapports entre psychisme, cerveau et système immunitaire. Les paroles de ce dialogue interne à notre corps ont été déchiffrées : de petites molécules, les « neuropeptides », sont libérées et capturées aussi bien par les cellules nerveuses que par les cellules immunitaires et endocrines. La portée de pareille révolution représente un point de rencontre entre les recherches des médecines organique et psychosomatique.

L'être humain n'utilise, c'est bien connu, qu'une infime partie du potentiel de son cerveau. Cependant, s'il se trouve en état de choc émotionnel – un traumatisme physique, une joie ou une peur intense, une méditation profonde – on s'aperçoit que tout à coup les neurones se déchaînent. De remarquables solutions à des problèmes apparemment insolubles surgissent, la sortie de tensions, des résolutions de conflits.

Toute méthode de relaxation a pour objectif de débrancher le cortex, le cerveau pensant, et de redonner la priorité au « pilote automatique » qu'est le diencéphale, en nous remettant en contact avec nos sensations corporelles. C'est une façon simple de nous reconnecter à la réalité et au présent. Et, lorsque nous nous situons dans l'instant présent, les pensées liées au passé avec nos regrets et nos remords et celles liées au futur avec nos peurs de ce qui pourrait nous arriver ou pas, disparaissent et les émotions aussi.

De toute éternité, l'homme a été fasciné par la conscience. Les premières traces de techniques psychocorporelles ont été datées de l'époque de la préhistoire par les archéologues et les historiens.

Ces techniques venues de la nuit des temps n'appartiennent à aucun dogme. Néanmoins, elles sont présentes dans les traditions de tous les continents, dans les voies initiatiques, dans toutes les religions, sous des formes différentes. Elles ont toutes pour objectif d'amener l'être humain qui les pratique dans des états de conscience « élevés ». On trouve des descriptions de ces états dans des textes sacrés : des expériences mystiques d'unité avec la conscience divine, des états qui transcendent le temps, l'espace, le corps, le moi. D'après le physicien américain David Bohm [370], la mort serait juste un changement de niveau d'énergie…

L'ethnologie parle de « transe chamanique », les biologistes nomment cela « transformation d'énergie », la neurophysiologie étudie les « fréquences cérébrales », les physiciens les « champs électro-magnétiques » et les mathématiciens l'« espace fractal à dimensions multiples ». Les psychologues évoquent un « sentiment océanique », des « états modifiés de conscience » ou des « états d'expansion de conscience » ; ils ont même inventé l'expression « hyperréceptivité ». Les gurus l'appellent la « conscience spirituelle » et les chrétiens parlent simplement de prière qui, si elle est exaucée, peut permettre un « miracle ».

En état de conscience ordinaire, les fréquences cérébrales sont des ondes dites bêta : la relation au temps, à l'espace, au corps et au moi est linéaire. Notre vision du monde n'est régie que par nos cinq sens.

On considère que dès qu'il y a présence de fréquences alpha à l'electro-encéphalogramme, nous sommes dans un état d'expansion de conscience.

---

[370] *David Bohm, physicien et philosophe spécialiste des « hologrammes », images en trois dimensions produites par des rayons laser, est né en 1917 en Pennsylvanie et « changea de niveau d'énergie » à Londres en 1992.*

Dans cet état, les critères temps, espace, corps, moi peuvent être représentés sous la forme d'une spirale : nos cinq sens deviennent alors multiples.

En plongeant à l'intérieur de cette spirale, nous allons contacter des mémoires qui vont nous donner des informations qui peuvent venir de notre vie fœtale, de l'enfance, de connexions archétypales ou transgénérationnelles. Le fait de les contacter en conscience va permettre de résoudre un problème, un blocage ou de reconnaître un don particulier potentiel et de l'exprimer dans la vie.

Bruno Gröning avait le don de « voir » le passé, le présent et l'avenir, faculté supra-naturelle d'avoir des visions temporelles tri-dimensionnelles. Les médecins constatent maintenant que certaines personnes ayant subi un choc ou vécu une expérience proche de la mort auraient acquis le stupéfiant pouvoir de se promener dans le temps : des aires cérébrales vierges du cerveau seraient activées. Rappelons-nous l'enfance de Gröning !

Le psychiatre tchéchoslovaque Stanislas Grof[371] mit au point vers 1970 la « respiration holotropique » (du grec “holos” : « le tout » et « trepein » : « aller vers ») : une méthode d'exploration aux vertus curatives qui combine une respiration profonde, des musiques évocatrices et un travail corporel. L'activation de

---

[371] Stanislas Grof : « Les nouvelles dimensions de la conscience », 1987

l'inspiration provoque un état non-ordinaire de conscience qui permet d'accéder aux couches les plus profondes de notre être et de nous mettre en contact avec notre guérisseur intérieur. Une attitude de lâcher-prise et d'acceptation en résulte. Elle ouvre la voie à un large champ d'expérience dans lequel l'individu peut accéder à une compréhension profonde de lui-même et du monde.

Les idées suivantes exprimées par le professeur Grof peuvent éclairer l'œuvre et la personnalité de Bruno Gröning : *« Je pense qu'il est nécessaire de distinguer la spiritualité de la religion. Pour moi, la spiritualité provient de l'expérience. Elle renvoie à la faculté dont nous disposons d'éprouver tout le spectre des expériences exceptionnelles qui vont bien au-delà de notre quotidien […] Elles sont caractérisées par ce que Jung a appelé « le numineux », ou sens du sacré, de la sainteté. C'est au travers de ces expériences directes que Jung a découvert l'existence de certaines dimensions de la réalité normalement invisibles […] Ce type d'expériences a été vécu par des religieux mystiques, des moines qui jeûnent, prient, méditent ou pratiquent des danses sacrées. Elles arrivent également aux populations indigènes qui absorbent des plantes psychédéliques […] On retrouve ces expériences à l'origine de chacune des religions majeures […] Quand les religions organisées apparaissent, elles perdent souvent le lien avec cette source vitale.* »[372]

Grof poursuit : « *La psyché ne serait donc pas dans le cerveau, mais plus proche de ce que Jung appelait l'« anima mundi ». Ce serait une forme d'intelligence universelle à laquelle nous avons accès en tant qu'individus. Les frontières entre notre psyché au niveau individuel et cosmique seraient en fait arbitraires, négociables et transcendantes. Ce qui nous amène bien évidemment aux grandes pratiques et philosophies spirituelles de l'Orient [… }*

La révolution industrielle et la révolution scientifique ont apporté des découvertes majeures qui ont élevé la Raison […] De sorte que tout ce qui n'était pas rationnel était rejeté comme étant irrationnel, comme une survivance gênante de l'âge des ténèbres, du Moyen-Âge, de l'enfance de l'humanité. »[373]

Grof pense que les religions sont bloquées dans leurs archétypes : « *Si vous faites des archétypes quelque chose d'opaque et commencez à les adorer, vous êtes dans le monde de l'idolâtrie. Nous avons besoin d'une conscience spirituelle qui traverse les archétypes pour rejoindre la Source Universelle qui Contient-le-Tout. Elle embrasse tout et n'exclut aucun groupe de personnes […] De nombreuses personnes qui vivent ces expériences se rendent compte qu'à l'occasion*

---

372 Stanislas Grof : « La respiration holotropique », Synodies n° 3, décembre 2004, p. 2 à 9

373 ibid.

de cette transformation intérieure – le cycle psycho-spirituel de mort et de renaissance – elles rencontrent certaines expériences très étranges, parfois très difficiles. Par exemple, elles peuvent rencontrer leur Ombre et découvrir en elles une violence terrible […] On peut rencontrer des motifs sataniques… Dans un bon environnement, ces images vous traversent, vous purgent et sortent de votre système. Puis vous passez à l'étape suivante qui est l'ouverture spirituelle.

Les personnes qui en ont pris conscience trouvent que ce qui se passe dans le monde est très semblable à ce qu'elles rencontrent dans leurs voyages intérieurs. Voyez : la violence, le terrorisme, la criminalité augmentent […] La crise dans le monde nous montre où nous en sommes en terme de conscience et d'évolution.

[…]Ces expériences de yogis, de bouddhistes, de soufis, de taoïstes, de mystiques chrétiens… on les rencontre également lors des « N.D.E. »(« near death experiences ») […] Si nous examinions attentivement leurs implications dans les disciplines concernées, le monde en serait changé. »[374]

Le "*numineux*"[375], terme introduit par le théologien allemand Rudolf Otto et repris par Jung, désigne l'expérience à la fois fascinante et terrifiante qui est à

---

[374] ibid. : cf. note 1 p. 139

[375] « Das Numinose » in : « Das Heilige », « Le Sacré », Rudolf Otto (1860 – 1937), S. 59

l'origine de tout devenir spirituel ou mystique et qui n'est autre que la prise de conscience, l'"éveil". Expérience religieuse au-delà des religions. Travail sur le Chemin qui n'élimine pas l'insupportable mais permet de le supporter.

C'est « la percée de l'être » chez Karlfried Graf Dürckheim, philosophe et psychologue allemand qui conseillait « l'assise en silence quotidienne » :

« *La thérapie qui s'efforce de renouer les liens de l'homme avec son centre profond doit tout d'abord enseigner à prendre conscience de la qualité numineuse [...] Il faut former et développer l'organe sensible ou "numineux", l'autre sens ; c'est l'attitude qui ouvre l'homme tout entier à l'ëtre essentiel qu'il éprouve alors en lui-même et en toutes choses. La profondeur de l'Être ouvre à l'homme les frontières du moi pour les dépasser. La transcendance ainsi éprouvée [...] est la Vie, inconcevable, qui crée, ordonne, libère [...] Créer un rapport tension-détente et une respiration conformes à l'Être essentiel, autrement dit une formule fondamentale de vie en accord avec lui, est donc la condition d'une guérison possible car ainsi cette formule ne sera plus troublée par les perturbations périphériques inévitables dans notre vie [...] L'attitude juste est celle [...] où la respiration passe sans barrière.*

[...] L'homme ayant atteint la maturité est tranquillement en forme car il a renoncé à son moi et il est centré en son Être essentiel [...] Une intégration parfaite des principes de vie oriental-occidental laisse

seule entrevoir la forme la plus haute d'une humanité totale. »[376]

Cette ouverture du « canal intuitif », du « troisième œil » (représenté dans les temples maçonniques dans un triangle de lumière et qui n'est autre que la glande pinéale ou épiphyse reliant le cerveau à la moelle épinière), permet de tendre vers un pouvoir d'action, de détermination et de liberté de choix. En restant centré sur cette relation avec l'univers, nous permettons la libre circulation de l'énergie qui dissout les anciennes limitations, peurs et autres croyances erronées.

La vie ne peut plus être ennuyeuse dès qu'un fil d'or vous relie à votre profondeur.

Les alchimistes auraient trouvé le secret de l'immortalité… mais sans doute moins dans leurs cornues que dans l'attitude méditative qui était la leur.

Expérimenter des états d'expansion de conscience, c'est incarner dans sa vie quotidienne des changements profonds, c'est contacter l'énergie de vie, cette force intérieure qui donne en-vie d'être en vie.

Si, en plus, nous nous concentrons sur un seul élément : photo, image mentale, respiration, prière, chant, musique…, la synchronisation hémisphérique, c'est-à-dire le fonctionnement synchronisé des deux

[376] K.G. Dürckheim : « La percée de l'être ou les étapes de la maturité », cité par Jacques Castermane dans « Entretien avec K.G. Dürckheim », nondualité.free.fr, p. 4 – 7

hémisphères du cerveau, permet d'accéder à un état hautement productif et cohérent, centré et unifié. Cet état de « fluidité mentale » entraînerait la cohérence du rythme cardiaque, sur une vibration évaluée à 8 hertz… L'état de "*flux*" (de l'anglais "flow") que mentionne le professeur de psychologie au Claremont College en Californie, Mihaly Csikszentmihalyi, dans son ouvrage : « Flow : the psychology of optimal experience », serait l'essence du bien-être succédant à l'émission d'endorphines par la glande pinéale ou épiphyse.

Les pouvoirs de l'esprit, du subconscient, nous permettent, comme nous le savons maintenant, d'accéder à la véritable connaissance. Il existerait en effet une force prodigieuse qui sommeillerait en chacun de nous, mais dont la plupart des êtres humains ignoreraient l'existence.

Il nous incombe de nous relier à cette source intérieure, de travailler en harmonie avec notre subconscient, cette intellligence infinie qui nous habite et nous guide. En s'ouvrant à cette puissance omnipotente et en appliquant les lois universelles, nous pouvons nous transformer en pile magnétique qui attire à nous tout ce dont nous avons besoin. Le sens de notre vie serait alors de participer à l'accroissement de cette conscience.

Le subconscient, selon le « Petit Larousse » : « un état psychique dont le sujet n'a pas conscience, mais qui influe sur son comportement », a pour fonction première de faire les choses à notre place. Il contrôle les fonctions vitales. Il est doté de l'instinct de survie.

Mais, contrairement au « conscient » qui utilise la logique, analyse, raisonne et n'accepte pas tout et n'importe quoi, le « subconscient » croit tout ce qu'on lui imprime. Il est incapable de différencier le vrai du faux et absorbe comme une éponge tout ce que nous acceptons comme vrai.

Il est le siège de l'intuition, de l'imagination, de l'inspiration et de la création. Nous possédons tous cette merveilleuse source intarissable qui, malheureusement, reste bien souvent inexploitée. L'intuition permet de percevoir directement ce qui est caché à l'intellect.

Selon Chrys Monroe, auteure du guide « Les secrets de la richesse et du bonheur », « *la puissance du subconscient est incommensurable et omnipotente. Sa capacité à accomplir des guérisons miraculeuses spectaculaires a laissé plus d'un médecin sans voix.* »[377]

Et elle poursuit : « *Ce que nous sommes aujourd'hui résulte de la programmation de notre subconscient activée dès la naissance.* »[378] « *Cependant, lorsque nous en prenons conscience, il est en notre pouvoir de contrôler cette emprise. Si nous voulons échapper à cette*

---

377 Chrys Monroe : « Les secrets de la richesse et du bonheur », p. 143
378 ibid., p. 43

influence, il nous faut le nourrir constamment de nos souhaits légitimes et orienter nos pensées toujours dans la même direction [...] Il ne faut jamais le laisser travailler dans le vide car, alors, il ira puiser dans l'esprit de masse, c.a.d. d'autrui [...] On peut le comparer à un moteur qui a besoin de carburant pour fonctionner. »[379]... ou, pour reprendre l'image de Bruno Gröning, à une pile qui doit être régulièrement rechargée. Cette forme d'action psychique est, en quelque sorte, du « coaching mental ». Parfois, révélation divine signifie tout simplement éveiller le cerveau à percevoir ce que le cœur sait déjà.

Bruno Gröning passait de longues heures en méditation. L'un des plus beaux témoignages de l'époque est celui de Mme Maria Bauer qui l'avait rencontré en 1954 à Klagenfurt en Autriche et s'est ensuite trouvée très souvent auprès de lui, car il logeait dans la villa d'une de ses amies, Mme Kellner. Elle témoigne : « *Il a fait ses méditations, ses prières, dans la maisonnette du jardin. Il a développé une telle force en priant que notre maison en vibrait.* »[380]

Etait-ce là la source de son savoir ?

---

[379] ibid., p. 45

[380] Recueil de formation du Cercle des amis de Bruno Gröning, Février 2006, p. 60 :

« *Er hat seine Meditationen, seine Gebete, im Gartenhaus gemacht. Er hat so stark gebetet, eine solche Kraft entwickelt, daß bei uns das Haus gebebt hat.* »

Sa parole entre en résonance avec des traditions préalables. Bien qu'il ne fût pas intéressé par la lecture, il conseilla un jour à Mme Bauer de se procurer les livres de Spalding « Les enseignements des Maîtres d'Extrême-Orient », ainsi qu'une autobiographie de Yogananda.[381]

Il pouvait apparaitre assis en lotus, sur le capot d'une voiture.[382]

Comme les Maîtres d'Extrême-Orient, « Bruno Gröning était capable de concrétiser le divin en lui à tel point que le divin nous fût rendu visible. »[383]

Selon la suite de ce témoignage de Maria Bauer, qu'il avait invitée à fêter Noël à Rosenheim, au moment où ils chantèrent « Stille Nacht », elle ne vit plus aucune autre personne, bien que la salle fût comble, il n'y avait que de la lumière, une lumière

---

[381] Recueil de formation du Cercle des amis de Bruno Gröning, Février 2006, p. 62 :
« Bruno Gröning hat mir einmal gesagt : « Maria, Sie müssen mehr tun. Kaufen Sie die Bücher von Spalding : « Die Lehren der Meister im fernen Osten » « […] Ich habe sie immer bei der Hand ». Dann habe ich das Buch in die Hand bekommen : « Yogananda ».

[382] Reportage : « Te Deum – Une journée au Traberhof » – Bericht « Te Deum – Ein Tag am Traberhof, Freie Arbeitsgemeinschaft, das Tor zum Weg, Stephanskirchen bei Rosenheim 1969, Nr. Ostern, S. 14 :
« Die Menschen fingen an zu laufen. Am Waldsaum war das Auto des Herrn Gröning aufgetaucht. Herr Gröning saß im Yogasitz auf dem Verdeck des Wagens »

[383] Recueil de formation du Cercle des Amis de Bruno Gröning, Février 2006, p. 60 : « *Er konnte das Göttliche in sich derart verwirklichen, daß das Göttliche so stark war, daß es für uns sichtbar wurde.* »

resplendissante et un rayonnement doré. Sa voisine Mme Kellner lui demanda : « *Avez-vous aussi vu cela* ? » et Mme Bauer lui répondit : « *Oui, je l'ai vue aussi, cette grande et magnifique silhouette* ! »[384]

« *Apprenez à être vibrant. Affirmez que l'amour infini remplit votre pensée, que sa vie parfaite fait vibrer tout votre corps. Faites que tout soit lumineux et splendide autour de vous. Cultivez l'esprit d'humour. Jouissez des rayons du soleil. Toutes ces citations proviennent de l'enseignement des Siddhas. Leur doctrine est la plus ancienne qui soit connue.* »[385]

Yogananda (ananda : béatitude, yoga : par l'union divine), né en 1893 au sein d'une famille bengali, devenu moine en 1915, écrivait : « *La méditation, cette baguette magique, vient d'apaiser l'orage de maya (l'illusion du monde). Passé, présent, futur ne sont pour moi qu'un éternel présent : le moi omniscient.* »[386]

Au moment de l'introspection, l'hémisphère droit du cerveau émotif, intuitif, créatif, va commencer à communiquer avec l'hémisphère gauche rationnel, logique, objectif. Cette forme d'auto-hypnose permet d'entrer en contact directement avec le cerveau droit,

---

[384] ibid. : « *Es war nur Licht! Es war strahlendes Licht und goldstrahlend […] Frau Kellner, die vis-à-vis von mir gesessen ist, hat mir später gesagt : « Mein Gott, haben Sie das auch gesehen ?* » *Ich habe gesagt : « Ja, ich hab's auch gesehen! Die große herrliche Gestalt*! »

[385] Baird T. Spalding : « La vie des Maîtres » p. 34

[386] Yogananda, extrait du poème « Samadhi », « Autobiographie d'un yogi »

avec le subconscient. Notre sentiment d'être alors une seule personne, le « rassemblement de soi » résulte de l'interconnexion entre les deux hémisphères.

D'après Dürckheim, « *le sens de la méditation est de rapatrier l'âme dans cet Être qui ne s'ouvre que par l'expérience révélatrice et qui purifie l'homme de la domination du rationnel* [...] *Cet être caché par le moi existentiel est le grand partenaire de notre vie ; si nous écoutons sa voix, il se révèle en sa qualité d'esprit sauveur. Sauveur en ce qu'il nous conduit à nouveau à l'Unité essentielle, nous donnant d'une façon totalement différente la sécurité, la perfection et la totalité.* »[387]

Pendant cette étape de contemplation, le mystique, qui croit communiquer avec une puissance supérieure surnaturelle, communique en fait avec son propre subconscient. Il retrouve son état « préconscient » bicaméral où la vie était simple et la prise de décisions automatique, où l'homme vivait en utilisant son cerveau "reptilien", son esprit naturel, animalier. Grace à l'introspection, il peut comprendre ses émotions. Le cerveau émotionnel, primitif, possède des mécanismes d'auto-guérison. L'ouverture du cœur nous relie à ce cerveau émotionnel inconscient qui se trouve alors mis en symbiose avec le cerveau cognifif, rationnel.

---

[387] K.G. Dürckheim (1896 – 1988) : « La percée de l'être », nondualité.free.fr, p. 2

Les personnes qui, comme Bruno Gröning, parcourent le chemin mystique, ont toujours un problème personnel profond, un conflit intérieur qui les motive à chercher des solutions à travers le spirituel. Quand ils se rendent compte qu'ainsi ils ont beaucoup appris, ils se mettent souvent à écrire ou à enseigner pour aider les autres.

Mais il y a beaucoup de barrières à surmonter. Cela peut prendre du temps, au-delà de l'apaisement de la souffrance physique. Il peut y avoir des hauts et des bas, des périodes de remise en question (qui se traduisent par des « régulations »). C'est un travail en profondeur, car le doute et les résistances de l'ego sont énormes.

C'est un chemin épineux, comme l'indiquait le guérisseur à ses amis les plus proches le 26 Décembre 1958, un mois avant sa disparition :

« *Mon chemin n'est pas semé de pétales de roses mais plutôt d'épines, mais c'est le chemin que je dois suivre et il est si encombré, si obstrué que je dois sans cesse le dégager et quand je l'ai dégagé, il se ferme à nouveau.* »[388]

---

[388] cité dans le magazine d'information du Cercle des Amis de B. Gröning – in : « Bruno Gröning Informationszeitschrift des Freundeskreises", 9. Jahrgang, Winter 2006, brunogroening.org : « *Ich habe keinen rosigen, sondern ich habe nur einen Weg zu gehen, einen dornigen Weg. Und dieser Weg ist derart verschüttet, derart versperrt, den muß ich frei machen, den mache ich frei, und wenn ich ihn frei gemacht, dann wird er immer wieder aufs Neue versperrt.* »

Mais il faut « *avancer sur ce chemin et toujours en montant, sans pour cela être fatigué* »[389]

Le psychanalyste Carl Gustav Jung déclarait : « *Loin de moi l'idée de discréditer la médecine moderne [...] mais j'ai pu avoir un aperçu des énergies extraordinaires qui sont inhérentes à la personnalité [...] que je ne puis définir autrement que de divines. Des forces qui peuvent guérir non seulement des maladies fonctionnelles mais aussi des troubles organiques qui se sont révélé être de simples effets secondaires de désordres psychiques.* »[390]

Notre vie nous appartient. Nous sommes seul maître à bord, car toutes les personnes qui pensent être des victimes ne subissent en réalité qu'une forme d'auto-envoûtement. Ne serions nous pas nous-mêmes ce Satan, cet adversaire de notre bonheur ? L'enfer, c'est les autres... mais le diable, c'est nous !

Il existe une unité transcendante des religions qui se valent plus ou moins. Avons-nous la moindre idée

---

[389] Texte manuscrit de B. Gröning – Handschriftlicher Text von B. Gröning aus dem Jahre 1949, S. 1 : « *nur vorwärts, aufwärts, ohne dazu müde zu werden* »

[390] Hella Emrich, « Geheimnisse der Wunderheilungen » in « Revolution in der Medizin", Matthias Kamp, S. 17 : « *Es liegt mir fern, die moderne Medizin [...] irgendwie herabzusetzen [...] Aber ich habe Blicke tun dürfen in die ungeheuerlichen Energien, die der Persönlichkeit selbst innewohnen [...], die ich nicht anders als göttlich bezeichnen kann. Kräfte, die nicht allein funktionelle Störungen heilen können, sondern auch organisch bedingte, die sich als blosse Begleiterscheinungen seelisch geistiger Störungen herausstellten.* »

du nombre d'existences qu'elles ont transfigurées ? L'essentiel est d'expérimenter le divin en soi.

Une personne qui est devenue vraiment consciente est en unité avec elle-même. Elle est sa propre autorité : c'est le processus d'individuation de Jung.

Bruno Gröning : « *Mes chers amis, il vous a déjà été donné suffisamment de preuves ici que tout cela ne dépend que de vous et non de quelqu'un d'autre ! En tout cas, ici, cela ne dépend pas de Gröning, mais de vous seuls. Vous seuls devez vous rappeler à l'ordre. Vous seuls devez savoir ce que vous voulez. Mais vous devez aussi avoir la volonté !* »[391]

En utilisant images, métaphores et paraboles, il a voilé la vérité comme le font tous les chefs spirituels, afin que chacun parvienne à découvrir son chemin par lui-même, à travers l'enseignement qui lui est transmis. Car on ne peut l'intégrer que par l'expérience : il faut « *apprendre la vérité que vous ne*

---

[391] Discours de B. Gröning : « Que je m'adresse à vous… » – Rede von Bruno Gröning :"Daß ich heute über das Mikrofon zu Ihnen spreche… » undatiert, S. 9 :
« Aber hier, liebe Freunde, ist Ihnen doch schon so viel als Beweis dafür gegeben, daß es von Ihnen selbst abhängt, daß es auf Sie selbst ankommt – nicht auf einen anderen ! Auch hier, in diesem Fall, nicht auf Gröning ankommt, sondern immer nur auf Sie selbst. Sie selbst müssen sich zur Ordnung rufen. Sie selbst sollen wissen, was Sie wollen. Sie müssen aber auch den Willen haben! »

pouvez atteindre la guérison que par vous-mêmes »[392] Il a voulu montrer que la mutation de l'esprit du monde sensible vers le monde intuitif n'est pas l'apanage d'une élite.

« *Chacun de nous est Dieu* » a dit Bouddha.

Dieu, c'est l'énergie qui circule dans les synapses de notre cerveau et dans les tréfonds de notre cœur. Chacun d'entre nous sait tout. Nous devons seulement ouvrir notre esprit pour écouter notre sagesse. Seule « l'inspiration » nous maintient en bonne santé.

Le cerveau de l'homme progresse plus vite que son âme et les scientifiques dressent le cerveau de l'homme à dominer son cœur.

Bruno Gröning, dans son approche globale, tout simplement humaine, redonne la confiance, la foi et l'estime de soi. Il est dans une relation empathique, tout en cherchant à responsabiliser chacun. Il nous rend notre intégralité, notre équilibre qui repose sur la complémentarité de nos deux polarités : corps et esprit, l'homéostasie, équilibre dynamique qui nous maintient en vie.

Il serait aujourd'hui un médecin « holistique » (du grec "holos" : totalité, globalité, à rapprocher de

---

[392] Discours de B. Gröning « Que je m'adresse à vous… » – Rede von Bruno Gröning « Daß ich heute über das Mikrofon zu Ihnen spreche… », S.2 :
« … *die Wahrheit erfahren, daß Sie selbst es sind, die sich zu Ihrem Heil bewegen können* »

l'anglais "holy" : saint, sacré et de l'allemand "heil" : sain, guéri…), tel que l'imaginaient déjà les grands philosophes chinois : Lin Tsi, Confucius ou Lao Tseu, à l'opposé de la conception dualiste et matérialiste occidentale.

Peut-être n'est-il autre que notre subconscient à nouveau bien programmé, auquel nous pouvons confier nos requêtes. Il nous montre que notre avenir nous appartient et que nous le construisons chaque jour. Chaque être a besoin d'un mythe directeur pour donner un sens à son existence. L'important est que cette représentation du monde génère l'enthousiasme nécessaire pour continuer à avancer sur la route de la vie.

Bibliographie

I - SOURCES

1) Textes de Bruno Gröning :

- Lebenslauf (curriculum vitae), 27 Décembre 1956, Plochingen am Neckar.
- Texte manuscrit de 1949 - Handschriftlicher Text aus dem Jahr 1949
- Témoignage, Selbstzeugnis aus dem Jahr 1949
- Texte du 2 Juillet 1950 - Text vom 2. Juli 1950

2) Discours de Bruno Gröning (enregistrés sur bandes magnétiques - www.bruno-groening-vortraege.de) :

- Discours du 31 Août 1949 du balcon du Traberhof de Happing, près de Rosenheim - Rede vom 31. August 1949 vom Balkon des Traberhofes, Happing bei Rosenheim.
- Discours de début Septembre 1949 au Traberhof - Rede von Anfang September 1949 am Traberhof.
- Discours du 28 Septembre 1949 au Traberhof - Rede vom 28. September 1949 am Traberhof.
- Discours du 17 Octobre 1949, Pleßkeller,

Rosenheim – Rede vom 17. Oktober 1949, Pleßkeller, Rosenheim.

- Discours du 31 Octobre 1949 – Rede vom 31. Oktober 1949
- Conférence du 15 Septembre 1950 à Munich chez le guérisseur Eugen Enderlin – Vortrag vom 15. September 1950 in München bei Heilpraktiker Eugen Enderlin.
- Discours du 5 Octobre 1950 à Krailling près de Munich – Rede vom 5. Oktober 1950 in Krailling bei München.
- Conférence du 12 Octobre 1950 à la brasserie Wagner, Lilienstraße, Munich – Vortrag vom 12. Oktober 1950, Wagnerbräu, Lilienstraße, München.
- Conférence à Pirmasens, 1957, connue sous le titre : « L'évangéliste » – Vortrag in Pirmasens, 1957, bekannt unter dem Titel : « Der Evangelist »
- Discours : « *Que je puisse m'adresser à vous aujourd'hui par l'intermédiaire de ce micro...* », non daté – Rede : « *Daß ich heute über das Mikrofon zu Ihnen spreche...* », undatiert.

3) Articles à son sujet

a) contemporains de sa vie :

- Journal « *Münchner Merkur* » du 24 Juin 1949
- Journal « *Illustrierte Revue* » – N°28 du 21 Août 1949

hebdomadaire, Munich – N°31 du 11 Septembre 1949

- Journal « *Rosenheimer Zeitungsblitz* », édition

spéciale de Septembre 1949
- Mensuel « *Okkulte Stimme* », Postverlagort Braunschweig.
- N°1 de Janvier 1956
- N°2 de Février 1956
- Journal « *Das Neue Blatt* » du 9 Mai 1957

b) parus après sa mort :

- Freie Arbeitsgemeinschaft Bruno Gröning « *Das Tor zum Weg* » – Stephanskirchen bei Rosenheim Nr 6/7, 1970

Nr 2/3, 1973
- Journal « *Die Welt* » – 15/10/1994
- 16/10/1994
- Journal « *Die Südostschweiz* » – 19/1/2001
- Magazine « *Biocontact* » n° 122, Février 2003, Journal mensuel, 81601 Gaillac.

4) Ouvrages consacrés à Bruno Gröning

KAUL A. – « *Das Wunder von Herford* », eine Broschüre, Herausgeber : A. Kaul, 1949.

KIRMAYER Antonius – « *Der Wunderheiler Bruno Gröning siegt* ! », die Fundgrube Post : Warngau, 1949.

SCHMIDT Egon Arthur –« *Die Wunderheilungen des Bruno Gröning* », Berlin, Falken, 1949.

TRAMPLER Kurt – « *Die große Umkehr* », Seebruck am Chiemsee, Heering, 1949.

STERNEDER Hans – « *Der Wunderapostel* », ein Einweihungsroman, 1984, Taschenbuch ; und ein Theaterstück.

EICH Thomas –« *Das Wirken Bruno Grönings zu seinen Lebzeiten und heute* », 2. Auflage, Grete Häusler-Verlag, Mönchengladbach, 1994

BUSSE Thomas, « *Die Lehre Bruno Grönings* », Grete Häusler Verlag, Mönchengladbach, 1995

HÄUSLER Grete – « *Bruno Gröning : ich lebe, damit die Menschheit wird weiterleben können* », 5. Auflage, 1996

– « *Bruno Gröning* : *Lebensweisheiten* », drei Bände, Grete Häusler Verlag, Mönchengladbach.

KAMP Matthias Dr. med – « *Revolution in der Medizin-Rehabilitation eines Verkannten – Eine ärztliche Dokumentation der Heilung auf geistigem Wege* », Grete Häusler Verlag, Mönchengladbach, 1998

SCHIEBELER Werner, Prof. Dr, « *B. Gröning – Seine aufsehenerregenden Heilungen und sein tragisches Ende*, Wegbegleiter, Herausgeber Martin Weber, 2003

5) sites internet

www.bruno-groening.org

www.bruno-groening.net

www.gh-verlag.de

www.gh-film.de

6) Films

- « *Die Medizinisch-Wisssenschaftliche Fachgruppe im Bruno Grönings-Freundeskreis* », ein Film von Thomas Eich, Grete Häusler - Video, 1992
- « *Der Wunderapostel* » Grete Häusler - Video, 1993
- « *Die große Verwandlung* », Thomas Eich, nach einem Theaterstück von Hans Sterneder, Mysterienspiel über den Einweihungsweg von Hans Sterneder, Grete Häusler-Video, 1998
- « *1001 Weg - Bruno Gröning in Tagebüchern junger Menschen*", eine Sammlung von etwa hundert Erfahrungsberichten junger Menschen, Christoph Pesch, Grete Häusler-Video, 1999
- « *Auf den Spuren Bruno Grönings, Zeitzeugen berichten* », Dokumentarfilm in drei Teilen, Thomas Busse und Thomas Eich, Grete Häusler-Video, 2003
- « *Das Phänomen Bruno Gröning. Auf den Spuren des Wunderheilers* », Filmmusik zum Kinofilm, eingespielt vom Filmorchester Babelsberg, Grete Häusler - Video, 2003

II - Ouvrages généraux :

1) Articles, exposés, conférences.

HERTZ Wilhelm - « *Über Strahlen elektrischer Kraft* », Bericht, Berliner Akademie der Wissenschaften, 11. Dezember 1888

SCHRÖDINGER Erwin – « *Die gegenwärtige Situation der Quantenmechanik* » in « Die Naturwissenschaften » 23, 1935

HEISENBERG Werner – « *Quantentheorie und Philosophie. Vorlesungen und Aufsätze* », Reclam, 1979

POPP Fritz Albert – « *Biophotonics proceedings of the international conference dedicated to the 120th birthday of Alexander Gurwitsch* » Sept. 28-Oct. 2, 1994, Moscow, Russia.

– « *Informationsdienst Jugendsekten* », 1.April 1995, herausgegeben vom Arbeitskreis Sekten e. V. – Verein zur Bekämpfung geistiger und seelischer Abhängigkeit – Mitglied im Diakonischen Werk der evangelischen Kirche von Westfalen.

LINNEMANN Rolf, Dipl. – Ing. « *Ausgesuchte Veröffentlichungen aus verschiedenen Bereichen psychowissenschaftlicher Forschung* », Bad Salzuflen, 1998

MAXWELL James Clerk – « *The scientific letters and papers of James Clerk Maxwell* », Cambridge Univ. Pr (Sd) Sept. 2002

– Zeitschrift « *Wegbegleiter* » Nr. 3, 2003 – Unabhängige Zeitschrift, Wiederbesinnung auf das Wesentliche ; Verlag Martin Weber, Schutterwald-wegbegleiter.ch.

– « *Synodies* » N° 3, décembre 2004, « *La respiration*

holotropique », Stanislas Grof, groupe de recherches en thérapies transpersonnelles, www.grett.org.

2) ouvrages :

PARACELSE – « *Bücher und Schriften Paracelsi* », Basel, 1589

MESMER Franz – « *Mémoire sur la découverte du magnétisme* », Didot, Genève et Paris, 1779

KANT Immanuel – « *Beantwortung der Frage : "Was ist Aufklärung ?"* », Königsberg, 5. Dezember 1783, Berlinische Monatschrift, 1784

OTTO Rudolf –« *Das Heilige. Über das Irrationale in der Idee des Göttlichen und sein Verhältnis zum Rationalen* », 22. Auflage, München, C.H.Beck'sche Verlagsbuchhandlung, 1932

LIEK Erwin – « *Das Wunder in der Heilkunst* », F. Lehmanns Verlag, München, 1936

HESSE Paul Otto – « *Der jüngste Tag* », Turm Verlag, 1949

GURWITSCH Alexander – « *Die mitogenetische Strahlung, ihre physikalisch-chemischen Grundlagen und ihre Anwendung in Biologie und Medizin*" VEB Gustav Fischer Verlag, Jena 1959

YOGANANDA – « *Autobiographie d'un yogi* », Editions Adyar, 1968

DÜRCKHEIM Karlfried Graf – « *La percée de l'être ou les étapes de la maturité* », Le Courrier du Livre, Paris, 1971 (« *Durchbruch zum Wesen. Aufsätze und Vorträge* »)

SPALDING Baird T.-« *La vie des Maîtres* », Aventure Secrète, Laffont, 1972

CAYCEDO Alfonso – « *L'aventure de la sophrologie racontée par son fondateur* », éditions Le Moustier, 1986

GROF Stanislas – « *Les nouvelles dimensions de la conscience* », éditions du Rocher, Paris, 1987

RUBINSTEIN Jacques – « *Le chamanisme. Secrets et méthodes pour réussir* », éditions Dynapost, Aubagne, 1990

CASTERMANE Jacques – « Le centre de l'être », entretien avec K.G. Dürckheim, Albin Michel, 1994

BUSCH Herbert – « *Kulte, Sekten, Religionen* », Becken und Kohle, 1994

EGGETSBERGER Gerhard – « *Biofeedback – Heilung durch Körpersignale* » Verlag Perlen Reihe, Wien, 1994

HÖHNE Anita – « *Geistheiler heute* », Bauer Hermann Verlag, 1995

CAMMANS Heide-Marie – « *Sekten – Die neuen Heilsbringer* ? », ein Handbuch, Patmos Verlag, 1998

CASTANEDA Carlos – « *L'herbe du diable et la petite fumée* », éditions 10/18, 1998

HAHNEMANN Samuel – « *Organon der Heilkunst* », 6. Auflage, auf der Grundlage der 1992 vom Herausgeber bearbeiteten Ausgabe des Manuskriptes Hahnemanns (1842), hrsg. von Joseph Schmidt, Haug-Verlag, Heidelberg, 1999

TRENKEL Eduard – 7. Handbuch –« *Religiöse Gemeinschaften* », 5. Auflage,
Gütersloh, Schmidt, 1999

ADER Robert – « *Psychoneuroimmunology* », Academic Press, San Diego, USA, 2001

CYRULNIK Boris – « *Un merveilleux malheur* », Odile Jacob, 2002

CORNEAU Guy – « *Victime des autres, bourreau de soi-même* », éditions Robert Laffont, 2003

SCHULTZ Johannes – « *Das autogene Training. Konzentrative Selbstentspannung. Versuch einer klinisch praktischen Darstellung* », Thieme, Stuttgart, 2003

CSIKSZENTMIHALYI Mihaly – « *Flow, the psychology of optimal experience* », 1990, traduction française : "Vivre", Ed. Laffont, 2004

PÖHLMANN Matthias – « *Kompass Sekten und religiöse Weltanschauungen* » Gütersloh, 2004

MONROE Chrys – « *Les secrets de la richesse et du bonheur* », éditions Labussière, Tournus, 2006

3) sites internet

patrickdacquay.com : *Renaissance du chamanisme occidental.*

armin-risi.ch : *Machtwechsel auf der Erde*

nondualité.free.fr

www. AGPF.de (Aktion für Geistige und Psychische Freiheit, Bundesverband Sekten – und Psychomarktberatung e. V., Bonn)

www.psychowissenschaften.de

Table des matières

Cet ouvrage a été composé par Edilivre

175, boulevard Anatole France – 93200 Saint-Denis

Tél. : 01 41 62 14 40 – Fax : 01 41 62 14 50

Mail : client@edilivre.com

www.edilivre.com

Tous nos livres sont imprimés
dans les règles environnementales les plus strictes

ISBN papier : 978-2-332-80647-5

ISBN pdf : 978-2-332-80648-2

ISBN epub : 978-2-332-80646-8

Dépôt légal : avril 2015

Imprimé en France, 2015

Made in the USA
Coppell, TX
04 August 2021

59947306R00135